一日三餐
你吃对了吗

常慧◎主编

U0274177

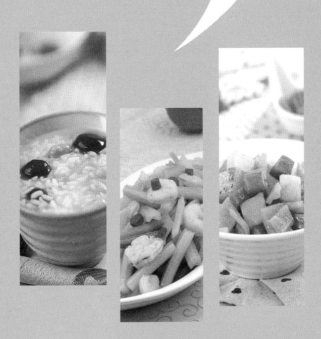

中国纺织出版社

图书在版编目（CIP）数据

一日三餐，你吃对了吗？/常慧主编. —北京：中国纺织
出版社，2015.5

ISBN 978-7-5180-0657-1

Ⅰ.①—⋯　Ⅱ.①常⋯　Ⅲ.①膳食营养　Ⅳ.①R15

中国版本图书馆CIP数据核字（2015）第074929号

本书参编人员（排名不分先后）

娄晓男　麻懿馨　李晓飞　魏　凯　高建华　孔　梦　曾　凯

责任编辑：马丽平　　　责任印制：王艳丽

中国纺织出版社出版发行

地址：北京市朝阳区百子湾东里A407号楼　邮政编码：100124

销售电话：010-67004422　传真：010-87155801

http://www.c-textilep.com

E-mail：faxing@c-textilep.com

中国纺织出版社天猫旗舰店

官方微博：http://weibo.com/2119887771

北京新华印刷有限公司印刷　各地新华书店经销

2015年5月第1版第1次印刷

开本：710×1000　1/16　印张：11

字数：170千字　定价：29.80元

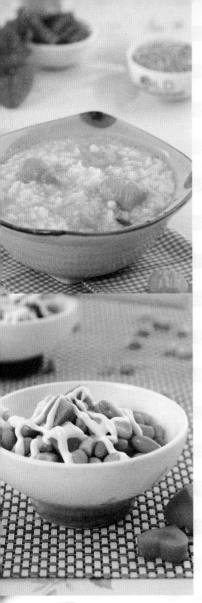

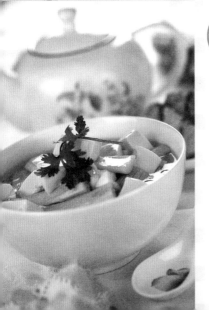

Contents 目录

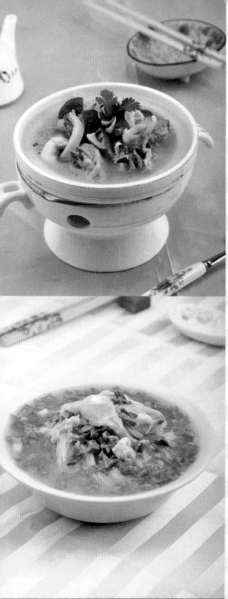

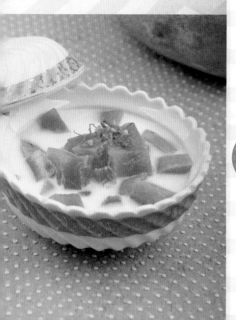

Part4

一日三餐，四季食谱有不同 / 59

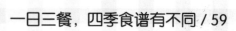

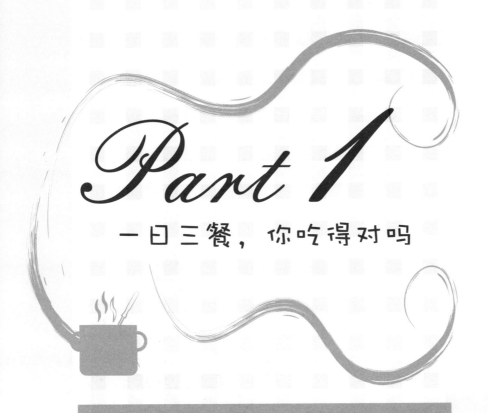

Part 1

一日三餐，你吃得对吗

俗话说"民以食为天"，吃得对、吃得好，才能有强壮的体魄和充沛的精力。安排好一日三餐，给身体补充能量，为健康添加活力！

三餐饮食金字塔，
你的餐桌做到了吗

众所周知，古埃及的金字塔是最稳定、最牢固的建筑形式。同理，"饮食金字塔"也是膳食的最佳结构。我们的日常三餐，如果遵从这个比例来选择食物，不仅能保证品种多样化，更能达到营养均衡的目的。换句话说，餐桌上，食物选择大体比例为粮谷类 40%、蔬菜水果 30%、鱼肉禽蛋奶类 20% 和糖、盐、油等 10%。

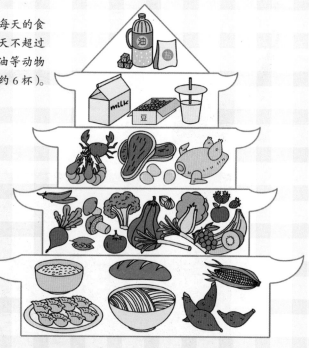

5 第五层（塔尖）是油、盐、糖，每天的食用量最少。烹调油宜选择植物油，每天不超过 25 克或 30 克，少吃或不吃猪油、牛油等动物油。此外，每天还要饮水 1200 毫升（约 6 杯）。

4 第四层是奶类和豆类，每天应喝约 300 克牛奶（市面上约 1 袋牛奶量），或吃适量大豆及其制品。

3 第三层为动物性食物，总量 125～225 克（2.5～4.5 两），鱼虾类优于畜、禽类，最好每天能吃 1 个鸡蛋，少吃或不吃动物内脏、皮、脑等部位。

2 第二层是蔬菜和水果，每天也要多吃一些，并且品种还要多样化，其中蔬菜不少于 3 种，以深色蔬菜为主，总量为 300～400 克（6～8 两）；水果不少于 2 种，总量为 200～400 克（4～8 两）。

1 如果按照"金字塔"的分布来看，从下往上看，"金字塔"的最底层是最重要的粮谷类食物（如米饭、面包、馒头、面条等），每天吃得最多，为 250～400 克（5～8 两）。

三餐中的营养素

目前已经证实人类必需的营养素有 40 余种，这些营养素必须通过食物摄入来满足人体需要。营养素又分为宏量营养素、微量营养素、维生素和其他膳食营养成分。

宏量营养素包括蛋白质、脂类和碳水化合物，也是产能营养素。

微量营养素主要是指人体必需的矿物质，包含钙、磷、钠、钾、镁、氯、硫等必需常量元素和铁、碘、锌、硒、铜、铬、钼、钴等微量元素。

维生素可以分为脂溶性维生素和水溶性维生素两大类。维生素 A、维生素 D、维生素 E、维生素 K 是脂溶性维生素，维生素 B_1、维生素 B_2、维生素 B_6、维生素 B_{12}、维生素 C、泛酸、叶酸、烟酸、胆碱和生物素是水溶性维生素。

此外，我们还需要食物提供膳食纤维、水及其他植物化学物等膳食营养成分，以满足我们身体对营养的需求。

三餐中的四个平衡

餐桌上的热量、营养、味道、颜色都需要平衡。

▌ 热量平衡

三餐中的任何一餐都要达到热量的平衡，其中蛋白质、脂肪与碳水化合物 3 种营养成分的摄入量应分别占食物总能量的 10%～15%，20%～30% 和 55%～65%；早、午、晚餐的能量宜占三餐总能量的 25%～30%，30%～40% 和 30%～40%。

▌ 营养平衡

我们在选择食物时，既要保证蛋白质、脂类和碳水化合物的摄入量，并达到一个适宜的摄入比例；又要满足钙、铁、锌、硒等矿物质，维生素、膳食纤维、水和一些特殊的植物化学物的适量摄入，这样才能达到营养均衡。因此，只有食物的摄入多样化，营养的提供才会全面。所谓"没有不好的食物，只有不合理的膳食，关键在于平衡"说的就是这个道理。

味道平衡

食物的味道主要包含酸、甜、苦、辣、咸等。食物的味道独特，不仅会为人的感官带来愉悦，更会影响人体对营养的消化和吸收。

颜色平衡

食物的颜色主要由其所含的色素决定，不同颜色的食物所含的营养成分不同，各种颜色的食物含有不同有益的植物化学物。我们通过各色食物搭配，取长补短，能达到营养均衡。

白色：以大米、面粉、大蒜、洋葱、白菜、白萝卜、莲藕、莲子、冬瓜、白蘑菇、白芸豆、豆腐、白芝麻、山药等为代表。这类食物富含有机硫化物、植酸等植物化学物，具有抗氧化、抗癌等作用。

黄色：以柑橘、菠萝、胡萝卜、杏、芒果、柠檬、南瓜、甘薯、玉米、小米、木瓜等为代表。这类食物富含 β- 胡萝卜素、叶黄素、异黄酮等，具有抗氧化、降低胆固醇、保护血管健康等作用。

红色：番茄、红辣椒、西瓜、山楂、草莓、红葡萄、蔓越橘、红枣等。这类食物富含番茄红素和类胡萝卜素；其中番茄红素是强抗氧化剂，易于被人体吸收、代谢和利用，能预防动脉粥样硬化和癌症；而类胡萝卜素具有抗癌、抗氧化和提高免疫力作用。

绿色：以菠菜、芹菜、青椒、西蓝花、苦瓜、青瓜、猕猴桃、青豆、绿茶等为代表。这类食物富含叶绿素、类胡萝卜素、叶黄素、儿茶素、多酚、萜类、异硫氰酸盐等有益的植物化学成分，能抵抗疲劳、增强免疫力、预防癌症等；此外，由于他们的膳食纤维丰富，能增强胃肠蠕动，促进消化吸收。

黑色：以黑米、紫菜、黑豆、黑芝麻、蓝莓、黑莓、紫薯、桑葚、黑加仑、菌类为代表。这类食物富含花青素、白藜芦醇、萜类化合物等，具有抗氧化、降低血脂、降低血黏度、抗肿瘤等作用。

三餐有"守则"

我们每天会吃很多食物，并依赖这些食物为我们身体提供必需的营养素。我们形成了一日三餐的饮食习惯，那么三餐要怎么吃才能为人体提供全面、均衡的营养呢？不妨看看下面的介绍。

定时定量有规律

定时吃三餐：吃好三餐，每餐饭的时间安排是有讲究的。我们建议早餐在6:30～8:30，午餐11:30～13:30，晚餐18:00～20:00之间为宜。早餐时间最好控制在15～20分钟，午、晚餐时间为30分钟左右，不宜过长，也不宜过短，因为这样有利于消化液的分泌，能更好地促进食物的消化和吸收。而两餐间隔以4～6小时为宜。这是因为我们吃下的食物在胃内多会形成含有蛋白质、脂肪和碳水化合物的混合物，其在胃内排空的时间是4～5小时。

定量吃三餐：通常我们以一天三顿饭提供的总能量作为基础，早餐提供的能量应占全天总能量的25%～30%，午餐应占30%～40%，晚餐应占30%～40%。这样定量吃三餐，可以为我们的日常学习和工作提供必要的能量，增强抵抗力，减少因能量不足而引起的低血糖、消瘦等症状。

当然，对于从事一些特殊职业的人来说，如重体力劳动者或夜班工作者；或有特殊生活习惯的人，如素食主义者等，一日三餐应根据其实际需求进行适当调整。

不能暴饮暴食：毫无疑问，暴饮暴食是一种危害健康的饮食行为。我们身体已经适应了定时定量吃三餐，如果这种饮食习惯突然改变，如饥一顿、饱一顿，或者吃饭不定时等，很容易引起胃肠功能失调，引发急性胃肠炎、急性胰腺炎、急性胆囊炎等，出现腹痛、腹胀、恶心、呕吐、腹泻等症状。有研究表明，暴饮暴食后心脏病急性发作的危险性也明显增加，因此要规律用餐，避免暴饮暴食。

进食顺序：吃饭也讲究先来后到

主食、菜品、汤、水果，正确的进食顺序是什么样的？按照下面的顺序来吃饭不犯错。

第一步：餐前适当吃些新鲜水果可以避免吃饭时过饱，还利于消化和吸收。

第二步：喝点清淡的蔬菜汤。清淡的蔬菜汤是汤中好选择。这是因为，汤中蔬菜的营养素是最好吸收的；同时蔬菜的能量较低、体积大，能在胃中占有一定的体积，能适当减少后续食物的摄入量。

第三步：吃清淡的蔬菜。可以提供足够的维生素和矿物质。

第四步：吃主食。此时，胃内尚有空间可以容纳主食，而主食中的碳水化合物往往是一餐主要提供能量的食物。

第五步：吃荤菜。荤菜中首选海产品，次选鸡鸭牛羊肉，最后选瘦猪肉。此时可饮少许酒。但这里要提醒大家的是，喝酒要适量。按国际标准，红葡萄酒一天饮用量不超过 1 杯（100～120 毫升），用中国的计量单位约为 2 两到 2 两半。

总的来说，这样的吃饭顺序可以控制肉类等动物性食物的摄入量，保证蔬菜和水果的摄入量，提供大量的抗氧化成分，并维持动物性和植物性食物的平衡。用一句话概括就是，改变用餐小顺序，确保身体大健康。

早餐要吃好

每天都要吃早餐

早餐作为一天的第一餐，可以提供充分的能量和营养素，对保障身体健康、提升工作和学习效率有着不可替代的作用。有研究表明，儿童不吃早餐导致的能量和营养素摄入的不足很难从午餐和晚餐中得到充分补充；同样道理，成人不吃早餐，除容易引起能量不足及营养素缺乏外，还会导致胃炎、胃溃疡、胆石症等疾病，所以每天都要吃早餐。

早餐要提供足够的能量

一般来说，蛋白质、脂肪和碳水化合物的供能比越接近 1：0.7：5，越能使整个上午血糖都维持在稳定水平，进而满足大脑对血糖供给的要求，保证上午的工作或学习效率。如早餐可选择 1 个馒头（或面包、面条、粥等）、1 个鸡蛋、1 杯豆浆、一些新鲜蔬菜，再吃点水果，以满足能量的需要。

早餐要保证营养充足

种类多、搭配合理是吃好早餐的先决条件。通常，我们的早餐最好包含谷类、动物性食物（肉类、蛋）、奶及奶制品、蔬菜和水果 4 类食物，这说明早餐营养充足；若不足 2 类或以下，则早餐的营养不充足。

早餐也要讲究时间

健康早餐除注重种类和能量外，吃早餐的时间也是有讲究的，一般选择在起床半小时后为宜，可安排在 6:30 ～ 8:30。

速食早餐应少吃

早上 1 个汉堡包、2 个炸鸡翅，吃起来方便又快捷。那么这类速食早餐到底好不好呢？实际上，这类早餐具有高脂肪、高热量的特点，存在缺少维生素、矿物质、膳食纤维等问题。长期吃这种速食早餐，容易导致营养过剩和肥胖；同时，油炸类的食品也会对身体造成危害。因此，应避免吃速食早餐。如果必须食用的话，建议再增加新鲜蔬菜和水果的搭配，以确保营养均衡；同时增加上午的运动量，消耗多余的能量。

午餐要吃饱

无论如何，中午都要留 30 分钟给自己，好好地吃一顿午饭，这不仅是为我们的身体补足能量，下午有更佳的工作（学习）效率；更能调整我们的肠胃功能、促进消化吸收，保证全面营养和增强免疫力。那么午餐要怎么选，怎么吃呢？

吃午餐的四原则

午餐的选择应遵循四个原则：一是提供的能量应占全天所需总能量的 30% ~ 40%；二是食物多样化，保证营养全面、均衡；三是食物尽量清淡、少油、少盐和少糖；四是饮食习惯很重要，细嚼慢咽才健康。

以每天总能量摄入为 2200 千卡的人为例：主食的总量应控制在 125 克（2.5 两）左右，可选择米饭、面食（馒头、面条、饼、发糕等）；也可搭配薯类，因为它们是一种很好的低脂肪、低热量食物，富含丰富的营养素，具有减肥、抗癌等功效外，特别是其含有大量的膳食纤维，可以有效地刺激肠道蠕动和消化液的分泌，降低肠道疾病的发生率。副食宜吃一些含有优质蛋白的食物，如瘦肉、鱼类、禽类、蛋类、大豆及其制品等，总量控制在 95 ~ 100 克（约 2 两），其中保证大豆制品在 20 ~ 25 克（约半两）；同时，午餐还要保证适量维生素、矿物质和膳食纤维的摄入，宜多吃一些新鲜蔬菜，总量控制在 150 克（3 两）即可。此外，餐前可适当吃一些新鲜水果。当然，午餐也不宜吃得过饱，更不宜吃些油炸、腌制或肉类熟食来代替午餐。

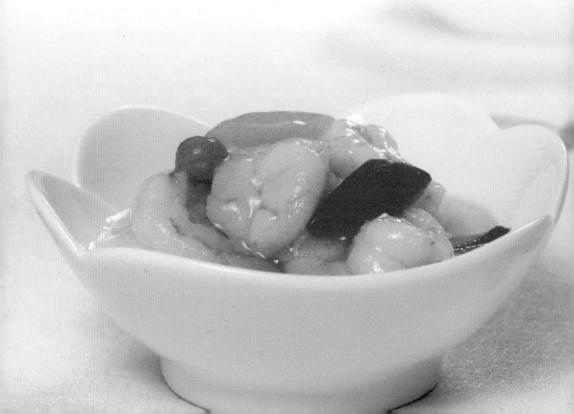

商务午餐的弊端

速度快： 很多人吃一顿午餐仅用 10 分钟的时间甚至更短，狼吞虎咽地吃完一顿饭极其不利于食物的消化和吸收。

热量不平衡： 热量要么极高，要么极低。对于一味追求速度而选择汉堡、油炸食品的人来说，一顿午饭，热量极高，容易造成能量过剩；长期下去，极易导致肥胖、高脂血症等。而对于那些想要减肥的人来说，中午采取少食、节食、随便吃点东西对付一顿饭或者压根就不吃了，长此以往，这类人的胃会因长期得不到运动，很容易造成功能退化，胃病、营养不良都会随之而来。

营养不均衡： 不论是选择煎炸食品还是其他快餐，都有一个共性的问题，就是食物种类少，进而导致提供的营养素不全面、不均衡；如果选择盒饭，尽管菜的品种较多，但是烹制方法或保存方法不当，营养素会流失较多，同样会造成营养不均衡。

 ## 晚餐要适量

如果晚餐吃得过多，血糖和血中氨基酸的浓度就会升高，从而促使胰岛素分泌增加。一般来说，人们晚上活动量少，能量消耗也低，多余的能量在胰岛素作用下合成脂肪储存在体内，会使体重逐渐增加，从而导致肥胖。此外，晚餐过于丰盛、油腻，会延长消化时间，导致睡眠不好。有研究表明，经常在晚餐进食大量高脂肪、高蛋白食物，还会增加患冠心病、高血压等疾病的风险。因此，晚餐一定要适量。

晚餐不能这么吃

第一种：吃速冻食品、肉类熟食或快餐

通常来说，以上几类加工食品多半是高脂肪、低膳食纤维的食物。长期以这类食物为晚餐，容易造成能量过剩或便秘；同时，由于这类食物的组成单一化，维生素、矿物质或其他有益的植物化学物质都缺乏，极易引起能量充足但营养素

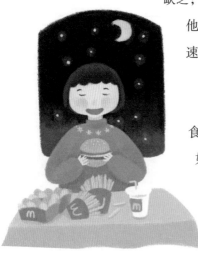

缺乏；此外，这类食物往往还添加了过多的味精、鸡精及其他添加剂，对健康有潜在威胁。因此，我们应尽量避免吃速冻食品、肉类熟食或快餐。

第二种：外出聚餐，吃大量的鱼肉海鲜

这类晚餐的特点是蛋白质和脂肪过剩，谷类不足，膳食纤维缺乏。经常这样吃易导致能量过剩、便秘等疾病；如经常大量饮酒，还会导致酒精摄入过量，伤胃伤肝的问题；此外，啤酒搭着海鲜吃，又会引起尿酸增加，严重者会导致痛风。因而减少外出就餐是根本。如果必须进行时，应多吃蔬菜、水果，少吃荤菜肉类、少喝酒。

第三种：晚间熬夜，饥饿后吃大量夜宵

晚餐过晚或吃大量夜宵，不仅会影响睡眠，更会导致肥胖。通常在这种情况下，一小碗粥、清淡小菜或是一杯牛奶，适当加点水果，补充够夜间活动和睡眠的能量即可。

毫无疑问，上述三种情况的晚餐都是不可取的，会危害身体健康。因此，无论如何，晚餐都要好好做、好好吃，这才是保证身体健康的根本。

晚餐这样吃才健康

晚餐提供的能量应占全天所需总能量的 30%～40%，以此满足晚间活动和睡眠的能量需要。其次在种类的选择上以脂肪少、容易消化的食物为宜。主食可选择富含膳食纤维的食物如糙米、燕麦等，这样既能增加饱腹感，又能促进肠胃蠕动；总量可控制在 125 克（2 两半）左右；副食可选择鱼肉、瘦肉等动物性食物，但量不宜多，控制在 50 克（1 两）左右；多吃一些新鲜蔬菜，总量在 150 克（3 两）左右；同时可适当吃一些大豆及其制品。理想的晚餐时间是距离午餐 4～6 小时，一般在 18:00～20:00。此外，在餐前可吃点水果，既增加饱腹感，又促进消化。

适当吃零食

零食是指非正餐时间所吃的各种食物，包括各种饼干、糕点、糖类、油炸食品、腌制食品、膨化食品、水果等。但是零食怎么选，怎么吃是有讲究的。吃得对为健康加分，吃得不对，就要为健康扣分了。

远离情绪化饮食

情绪化饮食指为消除紧张感或压力，人们时不时想吃点零食的行为。有调查显示，有相当一部分人为了缓解压力而狂吃高脂肪、高糖、高盐、高热量的食物，以此来缓解生气、压力大、紧张和失望的情绪。情绪化饮食大多缺乏营养，且大量吃容易引起肥胖，应避免。

莫让零食变"丑食"

饼干、糕点、糖类、油炸食品、腌制食品、膨化食品等零食，属于低营养价值的食物，除了热量，营养成分主要是脂肪，特别是其中的反式脂肪酸占的比例很高，长时间摄入对人体危害很大，属于限制选择的食物，应该少吃，否则，本应该入口的美食就会变成"丑食"了。

分级选零食，好吃又健康

优选零食（高营养价值的食物）：水果、奶制品、坚果等。这是因为水果含有丰富的维生素C、胡萝卜素、B族维生素，矿物质钾、镁、钙和膳食纤维等，这些成分在维持身体的新陈代谢、抗氧化、防衰老等方面起到积极的作用。奶制品包括奶粉、酸奶、炼乳、奶酪等。营养丰富且容易消化，是零食中的佼佼者。坚果除了富含蛋白质和脂肪外，还含有大量的维生素E、叶酸、镁、钾、不饱和脂肪酸及较多的膳食纤维，对健康有益。

条件零食（中营养价值的食物）： 海苔、葡萄干等。尽管这类零食营养素也较为丰富，但海苔盐含量、葡萄干的糖含量都不低，吃的时候要控制量。

限制零食（极低营养价值的食物）： 熏制食品、腌制食品、油炸食品。这些零食属于"三多一少"食品，即脂肪多、能量多、添加剂多，但营养素少，影响身体健康，最好不要吃。但不得不吃这类零食时，一定要多吃些蔬菜、水果，以补充营养素，促进代谢。

两餐之间吃零食

两餐之间可适当吃些零食，但量不要太多，以免影响正餐的食欲。一般在上午 10 点，下午 3 点左右吃点儿零食是比较适宜的；晚餐后 2 ~ 3 小时也可吃些零食，但睡前半小时不宜再吃。

坚果好吃但要有度

有研究表明，每周吃少量的坚果可能有助于心脏的健康。像核桃、杏仁、松子、花生、榛子、板栗、腰果、葵花子、南瓜子等都属于坚果，它们营养丰富，是养生佳品。但由于它们的脂肪含量不低，所以不可过量食用，以免导致肥胖。因此，吃坚果以每周 50 克（1 两）左右为宜。此外，小孩在吃坚果的时候一定要有大人在旁，并将坚果弄碎，以免误吞，造成意外伤害。

零食当早餐不可取

由于时间关系，很多人早上来不及吃早饭，而是随便在超市买点饼干、雪米饼等充当早餐了。其实，这样的早餐特别不健康，最不可取。这是因为这类零食种类单一，缺少优质蛋白质、维生素、矿物质、膳食纤维等营养素，长时间吃容易引起营养素缺乏；其次，这类食物的主要原料是谷类，主要成分是碳水化合物，而缺少脂肪和蛋白质，所以提供能量维持时间有限，接近中午甚至不到中午血糖水平就会明显下降，易导致中午吃入大量食物，会陷入暴饮暴食的恶性循环；最后，这类食物多数属于干食，对于早晨处于半脱水状态的人体来说，是不利于消化吸收的。因而，用零食代替早餐是有百害而无一利的。

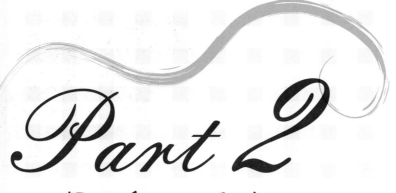

Part 2
三餐选食材，我有好办法

　　吃好一日三餐一定要挑好食材。本章将围绕主食、副食、配餐等几方面，帮您挑选适合的食材，做出健康三餐、吃出美味营养。

五谷杂粮最宜人

谷类、豆类、薯类等五谷杂粮，不仅为人体提供了能量，更是最经济的能量食物。五谷杂粮主要用来做主食用，也可以用于打豆浆、做汤，可选择的花样很多。

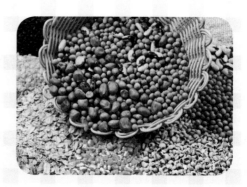

▌ 主食应选谷类为主

三餐中选择以谷类为主的主食，可以避免高能量、高脂肪和低碳水化合物带来的弊端，有利于预防高血压、高脂血症等。

正常情况下，我们每天吃入的谷类总量在 250 ~ 400 克（5 ~ 8 两）就可以。另外要注意粗细搭配，经常吃一些粗杂粮和全谷类食物，如小米、黑米、大豆等，食用量控制在 50 ~ 100 克（1 ~ 2 两），每 2 天吃 1 次为宜。但要注意的是，老年人和儿童应酌情减少，因为这两个人群胃肠的消化、吸收功能较弱；"三高"患者可适当将杂粮比例增至主食的 1/3 甚至 1/2。时间最好安排在晚餐。

▌ 每天来点豆，餐桌更百变

豆类也是餐桌上不可或缺的一部分，可选择的品种很多，如红小豆、绿豆、大豆等。尤其是大豆类，餐桌应该常备。

大豆包括黄豆、黑豆和青豆。大豆蛋白是优质蛋白，其蛋白质含量约为 35% ~ 40%，除蛋氨酸外，其余必需氨基酸的组成和比例与人体氨基酸组成模式接近；富含谷类缺乏的赖氨酸，与谷类食品混合食用，可较好地发挥蛋白质互补作用。此外，大豆含有丰富的不饱和脂肪酸、钙及 B 族维生素，每天吃大豆 30 ~ 50 克（1 两左右）不仅可以增加优质蛋白质的摄入量，更能防止因过多摄入肉类带来的不利影响。此外，大豆还含有多种有益于健康的成分，如大豆皂苷、大豆异黄酮、植物固醇、大豆低聚糖等，这些成分具有降低血脂、抗氧化、抗衰老、抗肿瘤、免疫调节等作用。所以每天来点大豆不仅丰富了餐桌，更保证了营养。

常见谷豆类营养及功效速查

名称	营养分析	食谱推荐
大米	主要成分是淀粉，还含有脂肪、蛋白质、矿物质和维生素 B_1、维生素 B_2 等	二米粥（大米、小米） 扬州炒饭
小米	淀粉含量高达 70%。小米中蛋白质的含量随品种不同而有所差异，其品质优于小麦、大米等。小米中的维生素 B_1、维生素 B_2 的含量也高	小米燕麦粥 小米蒸排骨 鸡丁小米汤
糯米	碳水化合物含量高，能迅速为人体提供充足的热量、补充体力。糯米中维生素和蛋白质的含量不高，含钙量较高却不易被人体吸收	蜜汁糯米藕 珍珠糯米丸子 糯米蒸排骨
黑米	营养价值比一般白米高，锰、锌、铜等矿物质的含量远远高于大米，更含有大米所缺乏的维生素 C、叶绿素、花青素、胡萝卜素等成分	桂花莲子黑米粥 黑米玫瑰红枣粥 黑米枸杞子豆浆
玉米	新鲜的玉米中淀粉和脂肪酸的含量较高，吃起来味道很好；脂肪酸组成中必需脂肪酸（亚油酸）占 50% 以上，能降低血清胆固醇	三丁玉米 玉米排骨汤 奶香玉米饼
糙米	保留着部分米糠和胚芽，其中的蛋白质、维生素和纤维素的含量远远高于精制的大米	黑芝麻糙米粥 糙米红枣排骨汤
高粱米	主要含有碳水化合物、粗蛋白质、粗纤维、B 族维生素和钙、磷、铁等元素	三米粥 高粱粑
薏米	含有蛋白质、脂肪、维生素 B_1 及薏苡仁酯、薏苡仁素等成分。薏米中含有薏米酯、亚油酸等物质，有一定的抗癌、防癌作用	薏米茯苓奶 菱角薏米糯米粥 薏米桂花银耳羹
小麦	富含碳水化合物；蛋白质含量高，但缺少赖氨酸。全麦面粉还含有丰富的纤维素、维生素 B_1、维生素 B_2 和维生素 E 等	荸荠山楂包 香菇鸡汤面 麻酱花卷
大麦	大麦碳水化合物含量较高，蛋白质、钙、磷含量中等，含有少量的 B 族维生素。大麦具有"三高二低"的特点，即高蛋白、高膳食纤维、高维生素、低脂肪、低糖	大麦茶 大麦玉米南瓜粥 大麦豇豆红糖粥

续表

名称	营养分析	食谱推荐
荞麦	蛋白质含量高，氨基酸的组分与豆类作物相似。油酸和亚油酸含量最多。含有铁、锰、锌等元素和膳食纤维	蟹味菇拌荞麦面 荞麦粥 荞麦鸡丝粥
燕麦	是一种低糖、高蛋白质、高脂肪、高能量食品，而且非常容易消化。燕麦内的维生素 B_1 和维生素 E 的含量很高，其他营养素的含量不高	燕麦水果粥 五香麦片粥 燕麦南瓜粥
红小豆	红小豆中一半为淀粉类物质，被称为"饭豆"，有特殊的甜味；还富含膳食纤维、叶酸等	红豆乌鸡汤 红豆粥 豆沙包
绿豆	淀粉和蛋白质含量较高，脂肪的含量较低，主要是亚油酸、亚麻酸等不饱和脂肪酸，还含有丰富的 B 族维生素和矿物质等营养成分	绿豆猪蹄冻 二豆山楂粥 韭黄绿豆芽
黄豆	干黄豆的蛋白质含量约为 40%，为五谷杂粮之冠；脂肪含量也是豆中之首。此外，还含有维生素 A、B 族维生素、维生素 D 和维生素 E 及钙、磷、铁等矿物质	黄豆排骨汤 酸辣豆芽拌面
黑豆	具有高蛋白、低热量的特点，蛋白质含量高达 45% 以上，不含胆固醇，其含有的植物固醇不易被人体吸收，但其能抑制人体吸收胆固醇。此外，锌、铜、镁等元素的含量也很高	莲黑乳鸽煲 黑豆粥 黑豆鲫鱼粥
豌豆	蛋白质含量高、质量好，豌豆中的钙和磷的含量在豆类中是比较低的，应搭配含钙、磷丰富的食物	春笋炒豌豆 洋参豌豆鸡丝 豌豆火腿饭
蚕豆	蚕豆富含蛋白质，而且氨基酸种类齐全，还含有丰富的膳食纤维、叶酸和维生素 A 等，还含有磷脂和胆碱	雪菜蚕豆瓣
扁豆	新鲜扁豆含水分较高，热量很低，且含有较多的维生素 A 和维生素 C，干品 60% 为碳水化合物，还含有较多的蛋白质	姜汁扁豆

选对肉，吃好肉

鱼、禽、畜肉均属于动物性食物，是人类优质蛋白质、脂类、维生素 A、维生素 D、维生素 E、维生素 K、B 族维生素和矿物质的主要来源，更是平衡膳食的重要组成部分。动物性食物中蛋白质不仅含量高，而且氨基酸组成更适合人体需求，尤其是富含赖氨酸和蛋氨酸，与谷类或豆类食物搭配着吃，可明显发挥蛋白质互补作用；但动物性食物，特别是猪肉含有较多饱和脂肪和胆固醇，吃多会增加患心血管疾病的风险。因此，如何调整餐桌上的肉食结构尤为重要。换句话说，要选对肉、吃好肉才是根本。

鱼类等水产品是首选

鱼类蛋白质含量为 15% ~ 22%，其氨基酸组成较为平衡，与人体需要接近，利用率较高。脂肪含量一般较低，且含有较多的不饱和脂肪酸，有些海产鱼如野生鲑鱼、鲭鱼、沙丁鱼和金枪鱼等，富含二十碳五烯酸（EPA）和二十二碳六烯酸（DHA），对预防血脂异常和心脑血管病等有一定作用。此外，鱼肉含有一定量的维生素 A、维生素 D、维生素 E、维生素 B_2、烟酸、硒、锌、钙、钠、钾、氯、镁等；海产鱼中碘含量更丰富。相对于鱼类，其他水产动物中，河虾含钙量最高，牡蛎、扇贝中锌含量最丰富，河蚌和田螺中铁含量最高。在所有的肉类中，鱼肉等水产品因营养价值高是首选，每天以 50 ~ 100 克（1 ~ 2 两）为宜。

猪、牛和羊哪个好

猪、牛、羊等的肌肉、内脏等，颜色较深，呈暗红色，被称为"红肉"。总体来说，红肉富含蛋白质、脂类、维生素 A、B 族维生素及铁、锌等矿物质；每天吃上 50 ~ 75 克（1 两左右）不失为一种好的选择。红肉因其种类、年龄、肥瘦程度及部位不同，营养成分差别很大。牛肉蛋白质含量约为 20%，高于猪肉（约为 13.2%）。猪肉脂肪含量最高，羊肉次之，牛肉最低；有研究表明，脂肪摄入过多可能增加患心血管疾病的风险。因此，在红肉的选择上，牛羊肉要好于猪肉。

另外，牛羊肉的内脏都含有较高水平的胆固醇，并以脑部最高，一般是瘦肉的2~3倍，均不宜多吃；红肉中铁的含量较高，特别是在与含维生素 C 较高的水果同食时，能有效促进铁的吸收，预防缺铁性贫血。

 ## 禽蛋大比拼

蛋类也是动物性食物的一种，与鱼、禽、瘦肉属于膳食宝塔的同一层。除了含有动物性食物所具备的"丰富的优质蛋白、脂类、脂溶性维生素、B 族维生素和矿物质等"优点外，其蛋白质的氨基酸组成与人体最为接近，优于其他动物性蛋白质，是一类营养价值很高的食物。蛋类的种类比较繁多，有鸡蛋、鸭蛋、鹅蛋、鹌鹑蛋以及加工而成的咸蛋、松花蛋等，是餐桌上必不可少的一类食物。

吃鸡蛋、鸭蛋、鹅蛋还是鹌鹑蛋

总的来说，禽蛋的营养都差不多。各种蛋类的蛋白质含量相近，鸡蛋最高（约为 12%），鹅蛋略低；蛋黄中维生素含量丰富，且种类较为齐全，包括所有的 B 族维生素、维生素 A、维生素 D、维生素 E、维生素 K 和微量维生素 C，鸭蛋和鹅蛋的维生素含量略高于鸡蛋；禽蛋的胆固醇也集中在蛋黄，并以鹅蛋黄含量最高，其次是鸭蛋黄，然后是鸡蛋黄，鹌鹑蛋最低。从所含的矿物质来比较，鸭蛋含有较多钙、磷、钾、铁，而鹅蛋和鹌鹑蛋中的铁和硒含量更为丰富。

从养生角度来看，鸡蛋与鹌鹑蛋相似，性质平和，能益气补血，鹌鹑蛋尤其适合虚弱者及老人、儿童滋补用；鸭蛋性质偏凉，能清热滋阴，但有些腥味，用来做咸鸭蛋味道更好，以每天吃大半个为宜；鹅蛋性质甘温，能补中益气，但质地粗糙，草腥味较重，又因胆固醇含量较高，最好 2~3 个人分吃 1 个鹅蛋。

裂纹蛋、黏壳蛋、发霉蛋、臭蛋、散黄蛋不能食用

我们平时吃禽蛋，一定要吃新鲜的，不仅是口感上好，更重要的是营养又健康。在加工、运输、储存及包装过程中，由于震动、挤压等原因，会造成禽蛋出

现裂缝或裂纹，这种蛋我们通常将其称为裂纹蛋，是不能食用的。这是因为出现的裂缝或裂纹会将细菌"放进来"，吃了极易引起腹泻。还有一类蛋叫黏壳蛋，它是因为储存时间过长，蛋黄紧贴于蛋壳，所以在蛋类出现深黑色且有异味时一定不要再食用。此外，蛋壳上有霉点的发霉蛋、臭蛋和散黄蛋，从健康角度来看，都不宜食用。

▌ 怎么区分好蛋、陈蛋和坏蛋

以鸡蛋为例，购买时要一看、二摇、三试。

一看：一是包装蛋要看保质期，7天以内比较新鲜。二是散装蛋要看外表是否有霉点，有霉点的不能要；新鲜蛋的蛋壳上附着一层霜状粉末，蛋壳颜色鲜明、气孔明显。三是看透光性，对着日光看，新鲜蛋呈微红色，半透明状态，蛋黄轮廓清晰；如果昏暗不透明或有污斑，表明蛋已变质。

二摇：用手轻轻摇动，没有声音的是鲜蛋，有水声的是陈蛋。

三试：将鸡蛋放入凉水中，沉底的是鲜蛋，浮上来的是坏蛋。

蔬菜宝库，挑选有道

蔬菜含水分多，富含植物化学物质，微量营养素、膳食纤维和多种天然抗氧化物；薯类含有丰富的淀粉、膳食纤维、多种维生素和矿物质。二者同属于膳食宝塔的第二层，是我们每日三餐重要的食物。常吃蔬菜、薯类有助于我们保持身体健康、保持肠道正常功能、提高免疫力，远离肥胖、糖尿病、高血压等疾病。

选蔬菜要点：新鲜和应季

选择蔬菜时，首先选择新鲜蔬菜和应季蔬菜。其次，要看颜色选蔬菜，即在购买蔬菜时，要以深色蔬菜为主，使其占到蔬菜总量的一半。最后，在条件允许的情况下，要多种蔬菜同时食用，并要多选择口蘑、香菇、木耳、紫菜等菌藻类和甘蓝、菜花、圆白菜等十字花科

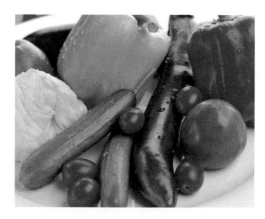

的蔬菜。当然，在选择甘薯、土豆、莲藕、菱角等含淀粉较多的蔬菜时，应适当减少主食量，避免出现能量过剩。

每餐都要有深色蔬菜

深色蔬菜是指深绿色、红色、橘红色、紫红色的蔬菜。它们富含胡萝卜素，尤其是 β-胡萝卜素，是维生素 A 的良好来源。我们每天每餐中，要多吃这类蔬菜，其摄入量最好占蔬菜总摄入量的一半。

*常见的深绿色蔬菜：菠菜、油菜、芹菜叶、莴笋叶、芥菜、茼蒿、韭菜、西蓝花、小葱、萝卜缨等。

*常见的红色或橘红色蔬菜：番茄、胡萝卜、南瓜、红辣椒等。

*常见的紫红色蔬菜：紫甘蓝、紫茄子等。

很多蔬菜是肠道清道夫

膳食纤维遇到水会膨胀起来，或者变成透明胶状物质，在肠道内容易被肠道细菌发酵和利用，增大了肠道废弃物——粪便的体积，增加了肠道的蠕动，有利于粪便顺利排出体外。废弃物能顺利排出，就不会产生便秘，也减少了便秘引起的各种疾病，肠道健康得以保障，因此膳食纤维被冠以"肠道清道夫"的美名。缺少了这个"肠道清道夫"，胆酸的分泌就会减少，降低胆固醇、稳定血糖的作

用也就很难完成，因此膳食纤维还能降低血脂、餐后血糖和（或）胰岛素水平。实际上，植物性食物中的膳食纤维含量最丰富，蔬菜通常含 3%，水果中含 2% 左右。膳食纤维含量会因为加工方法、食入部位和品种不同有差异。如同种蔬菜的表皮中膳食纤维含量高于中心部位，食用时若将其去掉，膳食纤维就会有损失；而胡萝卜、芹菜、菠菜、韭菜中的膳食纤维含量则高于番茄、茄子等。

烹调蔬菜有门道

毫无疑问，采用不同的烹调方法对蔬菜的营养的保存是有很大影响的。

一般来说，烹调蔬菜应遵循以下 4 个原则。**先洗后切**：即流水冲洗、先洗后切，不要将蔬菜在水中浸泡太久，避免蔬菜中的水溶性维生素和矿物质流失过多。**急火快炒**：特别是富含胡萝卜素的绿叶蔬菜如油菜、西蓝花等一定要用急火快炒，以减少维生素损失，同时促进胡萝卜素的吸收。**开汤下菜**：维生素 C 含量高、适合生吃的蔬菜，如黄瓜、番茄、生菜等应尽可能凉拌生吃，或在沸水中焯 1 ~ 2 分钟后再拌，也可用带油的热汤烫菜。**炒好即食**：避免反复加热，减少营养素丢失，同时避免因细菌的硝酸盐还原作用增加致癌物亚硝酸盐的含量。

常见蔬菜营养及功效速查

名称	营养分析	食谱推荐
白菜	白菜含水量丰富，高达 95%，含多种维生素（如胡萝卜素、维生素 B_1、维生素 B_2、烟酸和维生素 C）和丰富的矿物质（如钙、锌、硒等）	白菜蒸饺 醋熘白菜 栗子白菜排骨汤
胡萝卜	含有丰富的 β- 胡萝卜素，维生素 A、维生素 D、B 族维生素，钙、磷及膳食纤维等	玉米胡萝卜鸡汤 胡萝卜炖羊肉
番茄	含有的番茄红素，具有强大的抗氧化功效和预防癌症的作用。富含胡萝卜素、维生素 C、B 族维生素和钙、磷、钾、镁、铁、锌、铜和碘等多种矿物质，具有抗氧化、抗衰老以及美容抗皱等功效	番茄炒蛋 番茄滑蛋虾仁 番茄土豆排骨汤

名称	营养分析	食谱推荐
芹菜	含有维生素 A、维生素 B_1、维生素 B_2、维生素 C 和维生素 P 等多种维生素及钙、铁、磷等矿物质；富含蛋白质、甘露醇和纤维素等成分	芹菜馅饺子 凉拌芹叶香干 西芹百合炒虾仁
西蓝花	富含胡萝卜素、维生素 C 及钙、磷、铁等多种矿物质；含有较多的类黄酮，能防治高血压、预防心脏病；含高纤维蔬菜，具有降低血糖、改善便秘和促进肠道健康等功效	西蓝花炒虾仁 清炒西蓝花 蒜蓉西蓝花
洋葱	洋葱中含有的前列腺素 A，能降低外周血管阻力、降低血黏度；含有的大蒜素，具有杀菌、抗感冒的作用；含有硒和槲皮素，对预防癌症有益；还富含维生素 C、烟酸等，能清除体内氧自由基、抗衰老	洋葱炒牛肉 洋葱炒鸡蛋 培根炒洋葱
韭菜	含有丰富的胡萝卜素、B 族维生素、维生素 C，钙、磷、铁等。韭菜中的纤维素含量高于芹菜和大葱，能有效促进肠蠕动，预防习惯性便秘和肠癌	韭菜盒子 韭菜炒鸡蛋 韭菜炒海肠
圆白菜	富含维生素 C、维生素 E、β- 胡萝卜素等，总的维生素含量比番茄高出 3 倍；叶酸含量高	圆白菜炒粉 手撕圆白菜
黄瓜	含有维生素 B_1、维生素 C、维生素 E 等；含有的丙醇二酸可抑制糖类物质转变为脂肪，有减肥强体的功效；含有的葡萄糖苷、果糖等一般不参与糖代谢，可以降低血糖，适合糖尿病人食用	黄瓜炒猪肝 蒜末黄瓜 黄瓜木耳汤
茄子	含有维生素 A、B 族维生素、维生素 C、维生素 P 等多种维生素；钙、磷、铁等矿物质含量也较为丰富	凉拌茄子 素炒茄子 蒜蓉山药茄子
青椒	含有的辣椒素能够促进脂肪的新陈代谢，防止体内脂肪堆积，可降脂减肥；还是一种抗氧化物质，对预防癌症有一定效果	青椒炒肉片 青椒南瓜 青椒炒鸡蛋
大葱	富含维生素 C；含有的葱素能刺激唾液和胃液分泌，增进食欲；含有果胶和硒等，对预防结肠癌和胃癌有一定的作用	猪肉大葱包子 大葱炒鸡蛋 煎饼卷大葱

续表

名称	营养分析	食谱推荐
菠菜	富含胡萝卜素，在人体内转变成维生素 A，能维护正常视力和上皮细胞的健康，含有丰富的维生素 C、维生素 E 等，钙、磷、铁等矿物质也较为丰富	菠菜猪肝汤 菠菜木耳汤 菠菜粥
黑木耳	含有蛋白质、脂肪、多糖等营养素，胡萝卜素、B 族维生素、烟酸等多种维生素，钙、磷、铁等矿物质，被誉为"菌中之冠"	黑木耳炒猪肝 木耳凉拌三丝 炒木须肉
蘑菇	富含胡萝卜素，在人体内转化成维生素 A，能维护正常视力和上皮细胞的健康，预防夜盲症等；含有的维生素 D，有利于骨骼健康；维生素 E 有抗氧化、抗衰老的功效等；含有丰富的钙、铁等矿物质	小鸡炖蘑菇 蘑菇炒肉 西蓝花炒蘑菇
土豆	淀粉是主要成分，能提供大量的热量。土豆中的维生素 C 含量高而且耐加热，不像蔬菜和水果中的维生素 C 一旦加热便大量损失。土豆还富含钙和钾等营养素	土豆炖牛肉 土豆辣酱面 土豆粥
山药	山药的主要成分是淀粉，产热量只有甘薯的一半，而且不含脂肪，含有淀粉酶等多种消化酶，能促进消化	山药鲫鱼汤 山药扁豆粥 滋阴山药银耳汤

 水果怎么吃

　　水果与蔬菜、薯类同属于膳食宝塔的第二层。具有"二多一低"的特点：二多是指营养素多，即维生素、矿物质、膳食纤维和植物化学物质多，水分多；一低是指能量低。

　　不同种类的水果营养有差异，像红色和黄色水果如山楂、柑橘、芒果、木瓜、沙棘、杏中胡萝卜素含量较高；枣类如鲜枣、酸枣，柑橘类如柑、橘、橙、柚和浆果类如猕猴桃、沙棘、黑加仑、草莓、刺梨等维生素 C 含量较高；香蕉、黑加仑、枣、龙眼等钾的含量较高。因此，水果怎么吃是很有讲究的。

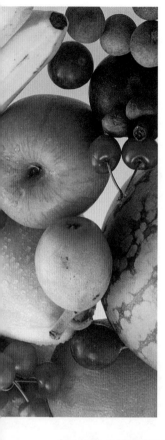

蔬菜不能代替水果

一般来说，大多数蔬菜，特别是深色蔬菜的维生素、矿物质、膳食纤维和植物化学物质的含量高于水果；而水果中的碳水化合物、有机酸和芳香物质则比新鲜蔬菜多，并且水果食用前不用加热，其营养成分不受烹调影响；故二者在营养成分上虽相似但不同，不能相互替代。所以我们推荐每餐有蔬菜，每日吃水果。

少吃加工后的水果制品

人们为长时间保存水果，将其加工成果汁、水果罐头、蜜饯果脯等制品。然而水果在加工过程中会不同程度地损失维生素、膳食纤维等营养成分，营养价值大大打折；新鲜水果通常富含维生素 C、胡萝卜素、B 族维生素、钾、镁、钙和膳食纤维，这些水果制品是无法比拟的。因此，能吃新鲜水果一定要补充新鲜水果，除非在携带不方便或水果大量不足的情况下，才用水果制品进行补充。

常见水果营养及功效速查

名称	营养分析	食谱推荐
苹果	含有维生素 C 可以抗氧化、抗衰老、美肌祛斑等；含有的纤维素有利于肠道健康、防治便秘	苦瓜苹果饮 香橙苹果茶
梨	富含糖、蛋白质、脂肪及多种维生素	冰糖雪梨
猕猴桃	猕猴桃含糖量低，富含维生素 A、B 族维生素、胡萝卜素、维生素 C、维生素 E，钙、钾、镁；磷、铁等多种矿物质和纤维素	猕猴桃榨汁
草莓	含有果糖、蔗糖、葡萄糖、柠檬酸、苹果酸、果胶、维生素 A、B 族维生素、维生素 C 及钙、镁、磷、钾、铁等多种矿物质，膳食纤维能促进胃肠蠕动	草莓榨汁 草莓酸奶

续表

名称	营养分析	食谱推荐
柑橘	新鲜柑橘含有丰富的维生素 A、B 族维生素、维生素 C 以及钾、钙、磷、铁等矿物质，还含有丰富的类黄酮、萜类化合物、多酚等	鲜柑橘汁
香蕉	含有丰富的钾、镁等矿物质；含有的泛酸是人体的"开心激素"，有助于减轻心理压力，解除忧郁	拔丝香蕉
西瓜	在人体内，瓜瓤中大量的水分和少量的矿物质可迅速通过代谢形成尿液，连同体内的毒素一起排出体外，起到清热解毒、利尿和减轻水肿的作用	鲜西瓜汁
榴莲	榴莲中含有丰富的维生素 A、B 族维生素和维生素 C；富含钾、钙、锌、铁和镁等矿物质	榴莲酥
葡萄	含有 B 族维生素、维生素 C、叶酸和钙、钾、磷、铁等多种矿物质，还含有花青素、单宁酸，柠檬酸等	葡萄酒

 改善体质，记得喝牛奶

牛奶营养较为全面，其含有丰富的优质蛋白质、维生素 A、维生素 B$_2$ 和钙、磷、钾等，组成比例适宜，容易被人体消化吸收，对儿童成长、中老年人减少骨钙丢失等大有裨益，是餐桌上当之无愧的"白雪公主"。

喝牛奶"三宜五不宜"

喝牛奶三宜：即牛奶宜天天喝，以每天喝 300 克牛奶（约 1 袋）为适；有超重肥胖倾向者高脂血症、心血管疾病和脂性腹泻患者等宜选择低脂牛奶、脱脂牛奶；有乳糖不耐症的人宜选择低乳糖奶或酸奶、奶酪等奶制品。

喝牛奶五不宜：第一，刚挤出来的牛奶不能直接喝。这是因为刚挤出的牛奶未经消毒，含有很多细菌，不宜直接喝，宜将新鲜牛奶煮沸消毒后再喝。第二，牛奶不宜久煮。这是因为牛奶煮时间长了会破坏营养成分，如出现变色、脂香降低、蛋白质变性和维生素损失等，奶中含有防婴儿腹泻作用的轮状病毒抗体也会遭到破坏。第三，煮牛奶不宜加糖。糖和牛奶中的钙结合会使钙大量丢失；同时牛奶中赖氨酸和果糖在高温下会形成一种对人体有害的物质（果糖赖氨酸）。第四，牛奶不宜空腹喝。这是因为空腹时身体处于饥饿状态，此时喝牛奶会将蛋白质作为热量而消耗掉；在空腹时，牛奶在胃中停留时间短，会很快排泄，也不利于消化吸收。第五，牛奶不宜和含有大量草酸和鞣酸（如浓茶、柚子、柠檬、杨梅、石榴、茭白、菠菜等）的食物同时食用，这是因为这些食物会使牛奶中蛋白质变性，不易消化吸收。

奶制品的选择

原始奶根据不同的需要进行加工，可制成奶粉、酸奶、炼乳、奶酪等奶制品。人们可根据不同的需要，选择适合自己的奶制品。

奶粉： 是将液态奶经消毒、浓缩、干燥处理而成，其中维生素 A 略有损失，蛋白质消化功能略有改善，其他成分不变。奶粉可分为全脂奶粉、脱脂奶粉、调制奶粉和配方奶粉等，其中脱脂奶粉适合于腹泻的婴儿及要求低脂膳食的患者食用。

酸奶： 是将消毒的鲜奶接种乳酸杆菌，再进行发酵而成。其中的乳糖分解形成乳酸，其他营养成分基本没有变化，容易被人体消化吸收，适合于乳糖不耐受者、消化不良者、老年和儿童等食用。但这里要指出的是，酸奶属于冷饮类，而孩子肠胃功能较弱，可以将温热的牛奶(约40℃)加入到酸奶中拌匀后再吃，既可保证孩子的肠胃健康，又能保护酸奶中的营养物质不被破坏。

奶酪： 是一种营养价值较高的发酵乳制品，乳糖含量降低，利于人体消化吸收。

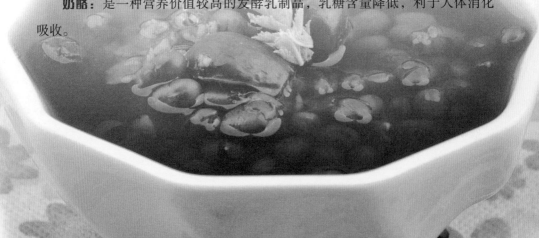

调味品怎么用

油、盐、酱、醋等都属于调味品，它们位于膳食宝塔的最上层，怎么食用、用量多少是有严格限制的。这是因为调味品放多了，极易引起肥胖、高血压、动脉粥样硬化等疾病。因此，我们的每日三餐要养成清淡少盐的习惯，在烹调食物时也尽量少用或不用油炸、烟熏和腌制等方法。《中国居民膳食指南（2007）》也明确指出："每人每天烹调油量不超过 25 克或 30 克；食盐摄入量不超过 6 克，包括酱油、酱菜、酱中的食盐量。"

▌ 食用油：种类多，按需选择

烹调时食用油必不可少，应知道少油才健康，每天吃油量不宜超过 30 克（0.6 两左右）。此外，我们还可以通过蒸、煮、炖、拌等方式代替油炸，这样也可以减少食用油的使用量，对防治慢性病大有裨益。我们常吃的食用油有以下几种。

大豆油：富含两种必需脂肪酸，即亚油酸和亚麻酸，这两种必需脂肪酸具有降低血脂、胆固醇及促进孕期胎儿大脑生长发育的作用；此外，含有的豆类磷脂有益于神经血管和大脑发育。大豆油还含有丰富的维生素 E。大豆油的热稳定性差，不适合用来高温煎炸。

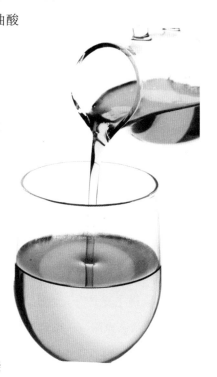

花生油：其脂肪酸组成比较合理，对人体有益的不饱和脂肪酸占 78%，可降低血中总胆固醇和"坏"胆固醇水平，预防动脉硬化及心脑血管疾病；含有丰富的维生素 E、胆碱、磷脂等，这些物质对人体大有裨益。花生油热稳定性比大豆油好，适合炒菜，但不适合煎炸食物。此外，为避免花生受黄曲霉污染，一定要选一级花生油。

玉米油：其中的不饱和脂肪酸高于花生油和大豆油，能有效预防高血压和动脉粥样硬化。此外，玉米油还含有丰富的维生素 E 和一定量的抗氧化物质。玉米油容易被人体消化和吸收，降低胆固醇的效果比大豆油和花生油都好；可用于炒菜，也适合制作凉拌菜。

橄榄油：最大的优点是单不饱和脂肪酸含量达 70% 以上，能升高血中"好"胆固醇，降低"坏"胆固醇。长期食用橄榄油能预防心脑血管疾病、减少胆石症的发生。橄榄油既可炒菜，也可以用来凉拌；缺点是维生素 E 含量不如大豆油和花生油。

调和油：是将两种或两种以上成品植物油调配制成符合人体使用需要的油脂。一般选用精炼花生油、大豆油等为主，还可配入精炼过的玉米胚芽油、小麦胚芽油等特种油。调和油合理配比了脂肪酸的种类和含量，取长补短，具有良好的风味和稳定性，适合于炒菜。

▌ 盐：控制食入量是关键

饭菜太"咸"有危险

有研究表明，钠摄入过多是高血压的危险因素。菜里的食盐、酱油、味精，餐桌上的大酱、咸菜、腐乳等都能供"钠"产"咸"。当身体所需的钠得到满足后，余下的钠就是用来升高血压了。因此，我们要控制食盐的摄入量，每人每天不超过 6 克；同时，还可以通过少吃咸菜、腐乳、酱菜，少用味精、酱油等调味品来减少钠的摄入。

钠盐、钾盐有区别吗？

现在，市面上销售的盐以钠盐为主，另外，还有一种钾盐也在悄悄兴起。实际上，钾盐也是盐的一种，甚至可以部分替代钠盐。这是因为，钾对血压的影响与钠相反，钠主要是升高血压，而钾是通过扩张血管和增加尿钠排出来降低血压。因此防治高血压有一条重要饮食原则是低钠高钾膳食。现在市场上有代替钠盐的钾盐出售，但要注意的是，肾脏功能和心功能不良者，不要随意使用钾盐，应在医生建议下科学选用。

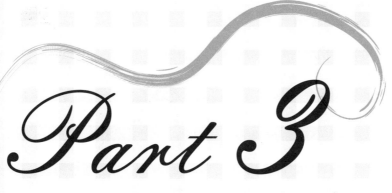

Part 3

不同人群，吃好一日三餐

现如今老百姓餐桌上的食物多以高能量、高脂肪、高蛋白质、低膳食纤维为主。虽然吃得好了，条件改善了，这种膳食结构却存在着严重的健康隐患，并造成了肥胖、高血压、冠心病、糖尿病和营养相关疾病患病率上升。

不同年龄段、不同职业、不同性别的人群，对营养的需求不尽相同。本章将结合他们各自的特点，有针对性地制定食谱，让餐桌上的饭菜吃起来更舒心、更美味、更健康！

职场男性——
精神抖擞元气旺

研究表明，超重、肥胖、脂肪肝、便秘等是成年男性常见疾病，而其较高的吸烟率和饮酒率也易促使高血压、心脑血管病、癌症、不育症等的发生。成年男性是家庭的重要支柱，其健康与否关系到整个家庭的幸福。关注男性健康应从健康饮食开始。

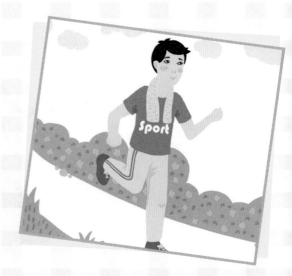

粗杂粮助男人"神清气爽精力足"

不论你是职场白领，还是成功企业家又或是机关干部，都希望有一个健康的身体。而粗杂粮和干果、坚果等在维护男性健康方面有独到之处，助你时刻保持"神清气爽精力足"。比如松子富含不饱和脂肪酸和钙、铁、磷等矿物质，对维护血管弹性、降低血脂，预防心血管疾病、强壮筋骨，消除疲劳等有重要作用；而绿豆可降低胆固醇，又有保肝和抗过敏作用；红豆和甘薯则含有较多的膳食纤维，具有良好的润肠通便、降血压、降血脂、调节血糖、解毒抗癌作用；黑豆中的抗氧化成分如异黄酮、花青素则能促进肾脏排出毒素；栗子含有丰富的不饱和脂肪酸和B族维生素、维生素C、矿物质，能防治高血压病、冠心病、动脉硬化、骨质疏松等疾病；黑芝麻富含维生素E，能够促进人体性激素的分泌，可以使男性精子数量增加、活力增强；南瓜子、核桃仁中则富含微量元素锌，可补充人体因锌的摄入不足而导致的性功能减退、精子数减少，也可预防前列腺疾病，故民间有"每天早晚各吃几枚核桃，益处大于补药"的说法；山药从中医的角度来讲，有健脾益胃、滋肾益精、延年益寿的功效。

海鲜是男人的"加油站"

海鲜是一类富含优质蛋白质、不饱和脂肪酸和多种微量元素的食物，不仅营养价值很高，更是男人日常生活中的"加油站"。这是因为海产品中所含的优质蛋白质是生成精子的重要原材料，吃海鲜在强身健体的同时，还能提升精子的数量。另外，深海的海产品受污染的概率比较小，在协调男性内分泌功能，提高精子的数量和质量方面更显优势。另一方面，海参、墨鱼、章鱼、鳝鱼等海（水）产品含有丰富的精氨酸，对精子的形成有很大帮助，适合男性朋友经常食用。再者，像牡蛎、虾、蟹、蚝等贝壳类海产品中的锌、硒含量尤为丰富，常吃对维持男性生殖系统的正常结构和功能有着重要作用。值得注意的是，由于海鲜是高嘌呤食物，患痛风的男性在吃海鲜时一定要谨慎，特别是禁忌边喝啤酒边吃海鲜。当然，用食物来提升男人的性功能是一种"锦上添花"，有性功能障碍、精子成活率低等疾病的患者需要及时到医院就医。

新鲜果蔬改善精子质量

随着环境污染、含有农药或杀虫剂食物的摄入及工作、生活压力的不断增加，男性性功能、精子质量持续遭到威胁。很显然，多吃富含富含锌、硒的牡蛎、牛肉、羊肉、鱼虾等食物能有效改善精子质量。多吃新鲜蔬果同样对提高精子质量有帮助。

有研究显示，精子数量多、活力高的男性平常都会大量摄食富含叶酸、维生素C、番茄红素、多酚类抗氧化剂的新鲜果蔬。菠菜、芦笋、苋菜、小白菜、西蓝花、香菜、茴香、扁豆、豌豆、豇豆、韭菜、芥菜、甘蓝、香蕉、草莓等果蔬的叶酸含量非常丰富，菜花、红椒、豆芽、番茄、猕猴桃、橙子、红枣、橘子、柠檬等果蔬的维生素C含量较高，而番茄、西瓜、芒果等的番茄红素尤为丰富，石榴、蓝莓、黑莓、紫葡萄、李子、樱桃中的多酚含量很高。男士们每天可从这些新鲜的果蔬中选择3~5种食用，对增加精子数量、改善精子质量，提升精气神大有裨益。

黑芝麻乌鸡煲

材料

乌鸡1只，黑芝麻30克，枸杞子15克，红枣6枚，盐、姜片、料酒各适量。

做法

❶ 将黑芝麻洗干净，用小火焙熟；乌鸡洗净，去内脏；枸杞子、红枣分别洗净。

❷ 砂锅内放适量清水、姜片、料酒，大火烧开后放入乌鸡、黑芝麻、枸杞子、红枣，烧开后改小火炖2小时，加盐调味即成。

食谱功效

这道汤能补肾填精、益阴明目，尤其适合工作劳累，有须发早白、视力减退等问题的男士吃。

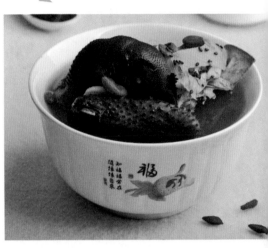

山药杜仲鹌鹑煲

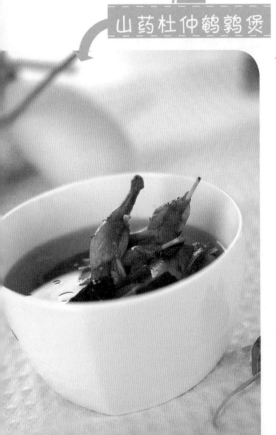

材料

鲜山药100克，净鹌鹑4只，杜仲15克，枸杞子10克，红枣6枚，料酒、姜片、盐、清汤各适量。

做法

❶ 鲜山药去皮，切大块；鹌鹑、杜仲、枸杞子、红枣分别洗净，红枣去核。

❷ 砂锅内放入适量清汤，下入姜片、料酒，大火烧开；放入鹌鹑、山药、杜仲、枸杞子、红枣，烧开后撇去浮沫，转小火煲汤1～1.5小时，加盐调味即成。

食谱功效

鹌鹑能补气血、强筋骨、缓解疲劳，还能健脑益智。杜仲具有补肝肾、强筋骨的功效，能清除体内垃圾，增强人体细胞活力，防止肌肉骨骼退化。

春笋炒豌豆

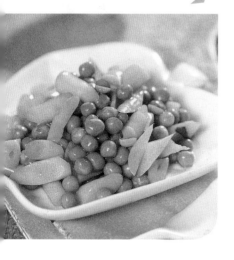

材料

春笋 250 克，豌豆 200 克。植物油、香油、盐、味精、水淀粉各适量。

做法

❶ 春笋洗净切成小丁，豌豆洗净，将两者都下入开水锅中汆烫一下。

❷ 锅中倒入少量植物油烧热，放入春笋丁和豌豆一起翻炒，快熟时加入盐、味精调味，再用水淀粉勾芡，淋香油即成。

食谱功效

春笋、新鲜豌豆含有丰富的膳食纤维，可以帮助排出肠内毒素，有效缓解便秘等；同时含有多种维生素，有益于改善精子质量，是男人餐桌上的好选择。

核桃仁紫菜鸡蛋

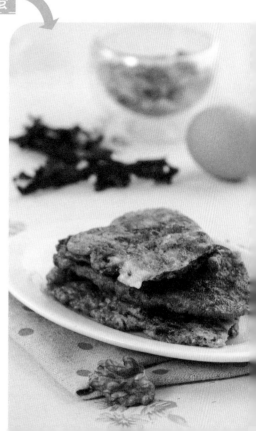

材料

核桃仁 10 克，鸡蛋 2 个，干紫菜 20 克，植物油、盐各适量。

做法

❶ 核桃仁用小火焙熟，打成细末；干紫菜用清水发开，撕成细丝。

❷ 鸡蛋打入碗中，加入核桃粉、紫菜丝、盐打散。

❸ 向平底锅中倒入植物油，烧熟后倒入蛋液，摇动平底锅使蛋液均匀散开，用中小火将鸡蛋两面煎黄即成。

食谱功效

核桃仁中富含微量元素锌，有增加精子数量，提高性功能，预防前列腺疾病等功效；紫菜中的脂肪含量很低，而对脑组织有益的不饱和脂肪酸含量较高，尤其是 EPA（二十碳五烯酸）更是被誉为"脑黄金"。故这道菜特别适合男士食用。

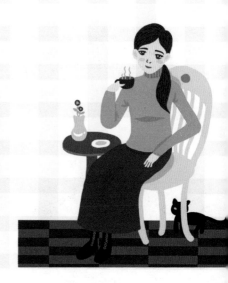

爱美女士——美丽苗条气色好

爱美之心人皆有之，女人更胜。而合理的三餐饮食、适宜的食物能供给人体足够的营养，保证充足的气血，并能使人充满活力与神采，容颜润泽，青春常驻。此外，女性在月经期和更年期的饮食也不能小觑，只有这样才能做个健康女人、幸福女人。

选择适宜粗粮，吃出精美女人

对女性来说，吃对粗粮能帮她们从内到外进行滋补与养颜。比如甘薯含有类似雌性激素的物质，女性食用后能使皮肤白嫩细腻；还含有黏蛋白，可以促进胆固醇的排泄，防止心血管的脂肪沉淀，维护动脉血管的弹性，从而有效地保护心脏，预防心血管疾病。豌豆苗富含维生素C，能祛斑、美白肌肤。小麦、南瓜子、葵花子、松子、杏仁、花生、核桃、芝麻、无花果、黑米等富含维生素E和锌，女性朋友每天吃上一些，可使皮肤光洁、美白，并能延缓皱纹的生成。小米、红米、山药、黑芝麻、松子等的矿物质铁最丰富，有补血及预防贫血的功效，女性常食用能保持好气色。除此之外，红小豆能润肠通便、绿豆可排毒祛痘、黄豆和白芝麻能嫩肤、黑豆和黑芝麻则有乌发功效等。上述粗杂粮在市面上都比较常见，价格也不贵，非常适合女性食用，女性朋友不妨在空闲时间选择适合自己的杂粮，美美地吃上一顿吧！

新鲜果蔬让女人的美锦上添花

常吃新鲜果蔬，能让女人美丽苗条气色好，变成一个真正的俏姑娘。这是因为新鲜果蔬水分充足，可以由内而外地为肌肤补水；富含维生素C、维生素E以及多种植物化学物质，有抗氧化、延缓衰老、美白紧致肌肤的作用；含有的膳食纤维有促进肠蠕动、预防便秘、排出体内毒素的作用。另外果蔬脂肪含量较低，常食果蔬还能帮助女人维持健康体重，保持苗条身材。特别是像番茄、菠菜、芹菜、青椒、西蓝花、黄瓜、苦瓜、青瓜、青豆、菌类、大蒜、洋葱、白菜、白萝卜、莲藕、莲子、冬瓜、南瓜、鲜枣、酸枣、柑橘、橙子、猕猴桃、沙棘、黑加仑、草莓、蓝莓、黑莓、刺梨、香蕉、石榴、樱桃、桃子、菠萝、西瓜、山楂、葡萄、蔓越橘、红枣、木瓜、桑葚等均有上述功效。此外，还可以将果蔬自制成面膜，如黄瓜切片后敷在脸上能美白保湿；草莓、西瓜、石榴等还可以榨汁后作为化妆水涂抹在脸上，能美白祛斑。

▍排废血，补新血，换新颜

女人月经出血，是子宫内膜从增生到脱落的一种规律的生理性变化。换句话说，月经出血也可以理解为体内"废血"排出、"新血"生成。在月经期，受激素水平影响，女性身体抵抗力下降，情绪易波动，容易出现食欲差、腰酸、疲劳等症状。"废血"不排出或排出不净，就会为身体带来一系列的健康隐患。因而，月经期间，除了要避免过分劳累、保持愉悦的心情外，补充一些活血化瘀的温性食物是很有必要的，如羊肉、鸡肉、红枣、豆腐皮、牛奶、红糖、龙眼等。水果以苹果、无花果、草莓、橘子、樱桃、枣、荔枝等为宜；蔬菜可以多吃一些菠菜、葱白、木耳、花生、苋菜、海带、大豆、番茄等。而生冷、辛辣、油腻的食物如冰激凌、辣椒、芥末、油炸食品等不宜吃。此外，尽管排出的是"废血"，同样会损失血浆蛋白、钾、铁、钙、镁等矿物质，不及时补充，对身体健康会造成不小的损害。故在月经结束后，饮食也要适当调整。如多吃一些富含优质蛋白质及铁、钙等矿物质以及补血的食物，如牛奶、鸡蛋、鸽蛋、鹌鹑蛋、牛肉、羊肉、猪肝、菠菜、樱桃、龙眼肉、荔枝肉、胡萝卜、苹果等，补充体内丢失的物质，让女人的每个月经期都是"排废血，补新血，换新颜"的过程。

健康饮食帮你平稳度过更年期

进入更年期之后，很多女性体内的雌激素水平降低，会出现记忆力下降、潮热、疲劳、易怒以及骨密度降低等更年期症状，而良好的饮食调理，对缓解这些不适症状是很有帮助的。比如在食物的选择上，多吃一些富含 B 族维生素的食物，如小米、麦片、玉米、蘑菇等，可以维护神经功能，预防头痛、头晕，保持记忆力等。多吃瘦肉、鸡鸭血、鱼肉、鸡蛋，不但能提供优质蛋白质，还能补充铁、锌等矿物质，改善贫血。此外，红枣、红豆、龙眼、糯米等，也有健脾益气补血作用。新鲜蔬菜和水果也要多吃，既可以提供维生素 C，又能促进锌、铁的吸收。还可适当多吃一些鱼、虾皮、芝麻、豆制品等含钙丰富的食物，减少骨质疏松的发生；特别是大豆不但能补钙，还有植物性雌激素的作用，能帮助调节体内雌激素水平，有效缓解更年期症状。

在口味上，更年期女性应以清淡、少盐、少糖饮食为主，避免摄入热量过多引起肥胖等；还需避免更年期水盐代谢、糖代谢、脂肪代谢紊乱，以免引发血压、血糖、血脂的升高。

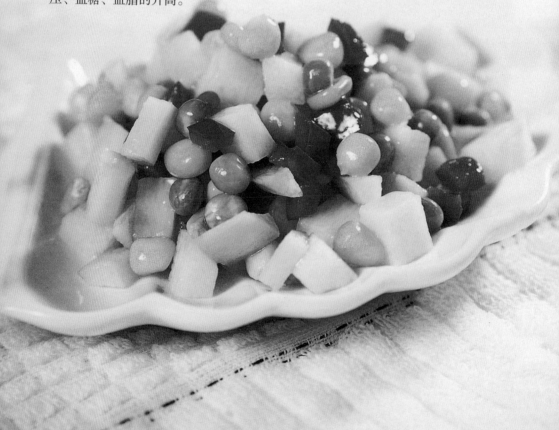

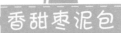

香甜枣泥包

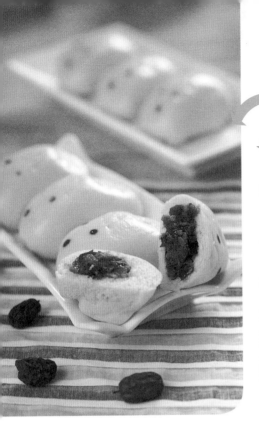

材料

发面团 500 克，枣泥馅 300 克。

做法

① 将饧发好的面团搓成长条形，分成面剂，再用擀面杖擀成圆形面皮，将枣泥馅包进去。

② 枣泥包生坯做好后，静置 15 分钟让其进一步发酵，然后入蒸锅蒸熟即成。

食谱功效

民谚有"一日食三枣，青春永不老"的说法，红枣能补气养血，改善气色，而且红枣中还含有一种能抑制癌细胞生长的物质，能防癌抗癌，是女性的理想食物之一。

木瓜牛奶

材料

木瓜半个，牛奶、冰糖各适量。

做法

① 将木瓜内的子剔除，木瓜（去皮）切成小块备用；

② 将木瓜块放在炖盅里，放上冰糖；把炖盅放进锅里大火蒸 20 分钟；再将牛奶倒入炖盅内，继续大火蒸 15 分钟即可。

食谱功效

木瓜含有丰富的木瓜酶，多种维生素，钙、磷等多种矿物质，具有抗衰美容、丰胸养颜、平肝和胃、舒筋活络的功效，爱美的女孩子们不妨吃吃看。

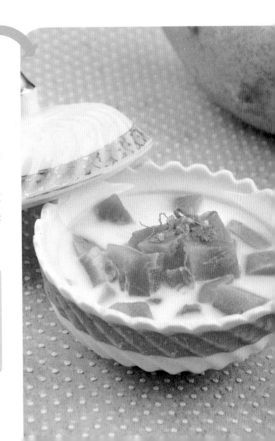

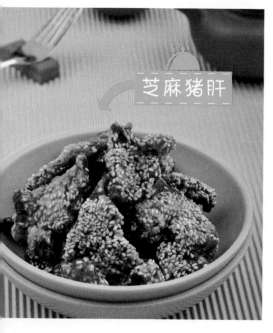

芝麻猪肝

🍴 材料

猪肝 250 克，芝麻 100 克，鸡蛋 2 个，面粉 50 克，葱、姜、盐、植物油各适量。

🦆 做法

❶ 将猪肝切成薄片，用葱、姜、盐调好，蘸上面粉、芝麻、鸡蛋糊，备用。

❷ 锅内放入植物油，烧至七成熟，放入猪肝炸透即可。

☕ 食谱功效

有养血益阴、滋补肝肾的功效，特别适合因月经期失血较多的女性食用。

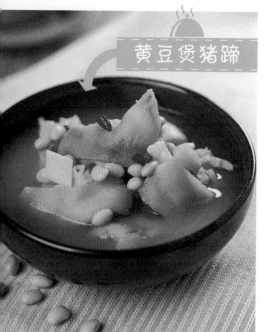

黄豆煲猪蹄

🍴 材料

猪蹄 500 克，黄豆 50 克，枸杞子 10 克，料酒、姜片、葱段、盐、香叶各适量。

🦆 做法

❶ 将猪蹄表面的毛刮干净，剁成大块，在沸水中汆烫一下捞出；黄豆洗净，提前泡发一夜。

❷ 砂锅中加适量清水，烧开后，将猪蹄块、黄豆放进去，加料酒、姜片、葱段、香叶；大火烧开后转小火煲汤 1.5～2 小时；加入枸杞子略煮，加盐调味即成。

☕ 食谱功效

猪蹄含有丰富的胶原蛋白，能减少皮肤干瘪起皱、增强皮肤弹性和韧性，对防止衰老很重要。黄豆能美容嫩肤，二者搭配，组成了这道传统的美颜美容佳品。

怀孕妈妈——
健康平安最重要

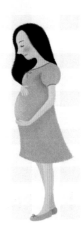

女性怀孕后，其生理功能发生很大变化，胎儿的生长发育使母体的血容量增加，乳房和子宫开始增大，对营养的需求也大大增加，尤其是蛋白质、必需脂肪酸以及钙、铁、叶酸、维生素 A 等多种营养素。若营养不足，会影响胎儿的生长发育。

膳食平衡最重要

结合准妈妈的生理和营养需求特点，其膳食构成总原则应遵循的是食物多样、粗细搭配、荤素搭配、营养齐全。如在主食选择上，常吃玉米可以防治口角炎、舌炎、口腔溃疡；而甘薯含有一种类似雌性激素的物质，常食能令皮肤白皙细腻，并可预防心血管疾病；荞麦则含有丰富的赖氨酸，能促进胎儿发育，增强孕妇免疫力。在副食上，孕早期的准妈妈可多吃富含叶酸的食物，如猪肝、鸡蛋、黄豆、花生、核桃、豌豆、豇豆、韭菜、扁豆、豆腐等；孕中、晚期可常吃含钙、铁丰富的食物，如奶类、动物血、肝脏、瘦肉等。此外，怀孕的妈妈们还要多吃新鲜蔬菜和水果，以补充维生素 C，以促进铁的吸收和利用。

孕早期怎么吃

孕早期，准妈妈们应多吃富含碳水化合物和叶酸的食物。这是因为怀孕早期容易发生妊娠反应，会使准妈妈们处于饥饿状态，尤其是呕吐严重者，如果没有吃进足够的碳水化合物，准妈妈体内的脂肪就会被分解，以产生能量满足需要；而脂肪分解会产生一类叫做酮体的代谢产物，对母体有害，并会通过胎盘进入胎儿体内影响和损伤胎儿大脑和神经系统的发育。为预防上述情况的发生，准妈妈们在这个时期应多吃谷类类、薯类以及水果等食物。

孕早期还是胎儿神经管发育的最佳时期，准妈妈们除了每天补充 400 微克的叶酸外，还要多吃鸡肝、猪肝、黄豆、鸭蛋、茴香、鸡蛋、菠菜、韭菜、豌豆等叶酸含量丰富的食物，能预防新生儿神经管畸形的发生。此外，准妈妈们在饮食上还应坚持"清淡、适口，少食多餐"原则。一方面，选择清淡、适口的饮食，如各种新鲜果蔬、大豆制品、鱼、禽、蛋、牛奶以及谷类制品，既可以增进食欲，又能满足营养的需要。

少吃多餐可以补充因呕吐丢失的能量和营养，特别是呕吐严重者，吃饭不能受时间限制，呕吐之间必须要坚持吃一些东西，如面包干、馒头、饼干、鸡蛋等，在补充能量的同时，还能减轻恶心、呕吐的症状。

鱼类食物是孕中期食物的首选

鱼肉属于优质蛋白质，能满足准妈妈和胎儿发育的需要；胎儿发育所需要的多不饱和脂肪酸，如花生四烯酸（ARA）、二十二碳六烯酸（DHA）可由鱼类、蛋类等食物直接提供；再者，鱼类的脂肪含量相对较低，吃鱼可避免怀孕中、晚期脂肪和能量摄入过多。准妈妈除了需要多吃鱼来满足胎儿发育的需求，禽肉蛋等优质蛋白质也不容忽视。总体来说，鱼禽肉蛋的总量，以每日 50 ~ 100 克（1 ~ 2 两）为宜。

牛奶不能少

准妈妈们在怀孕 20 周后胎儿骨骼生长开始加快，在 28 周时胎儿骨骼开始钙化，在胎儿体内每天需沉积的钙就达到 110 毫克，钙需要量明显增加。由于中国传统饮食大多不含钙或少有奶制品，从饮食获取的钙远远不足。因此，从孕中期开始，准妈妈们每天至少要喝 250 毫升的牛奶或相当量的奶制品来补充体内钙的需要量。对于不能饮用全脂奶的准妈妈们，每天可以喝 450 ~ 500 毫升的低脂牛奶。

当心缺铁性贫血

有调查显示，孕期缺铁性贫血是我国孕妇的常见病和多发病，其发生率约为 30%。怀孕期间，准妈妈们还需要为胎儿储备铁来满足产后 1 ~ 4 月龄婴儿对铁的需要。因此，从怀孕中期开始，准妈妈们就要多吃一些含铁丰富的食物，如鸭血、鸡血、鸭肝、鸡肝、猪肝、河蚌、蛤蜊等动物性食物，以及黑木耳、干蘑菇、干紫菜、红枣等植物性食物。当然，对于缺铁或贫血严重者应在医生指导下适当补充铁剂，同时要多吃一些富含维生素 C 的食物，如橘子、柠檬、猕猴桃、草莓、番茄、豆芽等，以促进铁的吸收和利用。

鲤鱼红豆粥

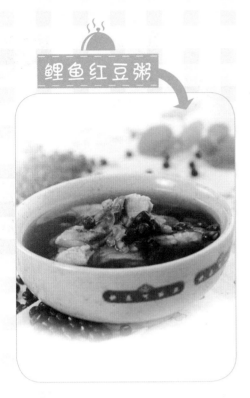

材料

净鲤鱼肉50克，红豆20克，大米100克，盐、料酒、水淀粉各适量。

做法

① 净鲤鱼肉切片，用盐和水淀粉上浆抓匀；大米淘洗干净；红豆淘洗干净。

② 红豆在清水砂锅中先煮半小时，再倒入大米，烧开后转小火煮粥，粥快熟时倒入鲤鱼肉片滑散，续煮5分钟即可。

食谱功效

此粥营养丰富，非常适合孕产妇经常食用。其中鲤鱼肉能健脾消肿、安胎、通乳，红豆能利水消肿。

玉米紫薯粥

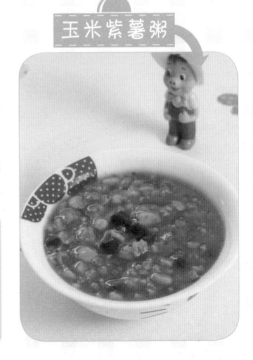

材料

鲜玉米粒、紫薯、糯米各50克。

做法

① 糯米淘洗干净；紫薯去皮，切小丁；鲜玉米粒洗净。

② 锅中放入适量水烧开，放入糯米，烧开后转小火煮至米熟，下入紫薯丁和鲜玉米粒，煮熟即成。

食谱功效

紫薯是现在很流行的薯类食物，除了含有普通甘薯的营养成分外，还富含硒、铁和花青素。玉米富含维生素B_2，可以预防及辅助治疗孕妈妈的口角炎、舌炎、口腔溃疡等。

黑米鸡肉汤

材料

黑米 100 克，鸡肉 500 克，盐、料酒、葱段、姜片、香油各适量。

做法

① 先将鸡肉洗净，切块，用沸水氽烫一下；黑米洗净，浸泡 2~3 小时。

② 将黑米与鸡块一起放入砂锅，加入鲜汤和料酒、葱段、姜片等调料，隔水蒸炖，待鸡肉与黑米烂熟后，加盐调味，淋上香油即成。

食谱功效

此汤能补虚益气、养血活血，适合于产妇、病后体虚者食用。

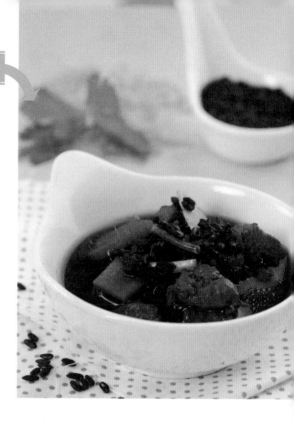

芋头豆腐鲜虾汤

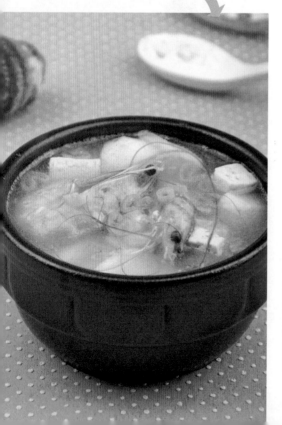

材料

豆腐 250 克，芋头 200 克，冷冻对虾 10 个，盐、胡椒粉、料酒、鸡精、香油、葱、姜各适量。

做法

① 豆腐切小块，氽烫后备用；芋头去皮切小块备用；对虾化冻洗净备用。

② 炒锅放油，倒入对虾，加一些料酒翻炒至变色盛出。

③ 砂锅中加入开水，倒入炒好的对虾、芋头块、葱姜，大火煮开，中小火炖煮 15 分钟，并撇去上面的浮沫；再放入豆腐煮 5 分钟；最后加盐、胡椒粉、鸡精、香油调味即可。

食谱功效

虾肉质地软嫩、味道鲜美、营养丰富，富含优质蛋白质，含有丰富的镁，对心血管非常有益，且其还富含钙和磷，对孕妇非常好；搭配芋头、豆腐食用，口味更鲜美，还能增强身体免疫力，适合孕期经常吃。

0~3 岁宝宝——饮食习惯从小养

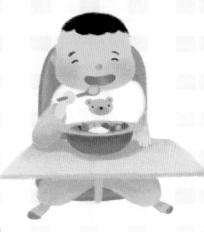

在 0~1 岁时所养成的饮食习惯，会影响到孩童期的饮食习惯，甚至持续影响到成人后的饮食习惯。因而，从小就养成良好的饮食习惯尤为重要。总的来说，母乳喂养最好坚持到 2 岁；从 6 个月开始，可以逐渐添加辅食；在幼儿满 2 岁时，可逐渐停止母乳喂养，但是每天还要继续喝配方奶粉或其他乳制品，如果幼儿奶制品摄入不够，每天可吃 100 克鸡蛋（约 2 个）做成的鸡蛋羹来满足对蛋白质和钙质的需求。

母乳是最好的食物

母乳是 6 个月以内婴儿最好的食物，是任何食物都无法比拟的。比如，母乳中的蛋白质特别适合婴儿的生长发育。尽管其蛋白质总量低于牛乳，但却以乳清蛋白为主，非常容易消化吸收；还含有一种叫做牛磺酸的物质，是婴儿大脑和视网膜发育所必需的。母乳中还含有丰富的脂肪酶，可帮助消化母乳中的脂肪；还含有脑及视网膜发育所需的长链不饱和脂肪酸等，这些牛乳都不行。再者，母乳中的乳糖含量比牛乳高，既可以为婴儿提供能量，又能促进婴儿肠道内钙的吸收，并能抑制有害菌的生长。还有，母乳中的钙磷比例适当（2：1），非常利于婴儿对钙的吸收，而牛乳中磷含量过高反而会影响钙的吸收。此外，母乳中含有许多免疫活性物质，且不受胃液及消化过程的破坏，可以直接进入婴儿体内，能抵抗肠道、呼吸道等疾病。

我也可以同妈妈一起"吃饭"了

宝宝们在 6 个月大的时候可以添加辅食，和妈妈一起"吃饭"了。由于宝宝身体的各个器官仍处于发育中，辅食添加好了有利于器官进一步成熟，宝宝们健康成长；添加不好不但会对宝宝的器官有损伤，更会对宝宝造成健康隐患。这样看来，怎么添加辅食很重要。辅食的顺序一般为"谷类食物（如米粉）→蔬菜汁（蔬菜泥）和水果汁（水果泥）→动物性食物（如蛋羹、鱼、禽、畜肉泥/松等）"。其中，动物性食物以"蛋黄泥→鱼泥（剔净骨和刺）→全蛋（如蒸蛋羹）→肉末"的顺序为宜。添加辅食时，每次添加一种新食物，按照"由少到多、由稀到稠"循序渐进，逐渐增加辅食种类，由泥糊状食物逐渐过渡到固体食物。一般来说，从6个月开始添加泥糊状食物（如米糊、菜泥、果泥、蛋黄泥、鱼泥等），7～9个月时可由泥糊状食物逐渐过渡到可咀嚼的软固体食物（如烂面、碎菜、全蛋、肉末），10～12个月时，可逐渐转为以固体食物为主的膳食。

宝宝的"饭菜"要少糖、无盐、不加调味品

1岁以内宝宝的"饭菜"要少糖、无盐、不加调味品，特别是辣椒、芥末、蒜末等刺激性的调味品千万不能有。这是因为婴儿的味觉正处于发育过程中，对外来调味品的刺激比较敏感，加调味品容易造成婴儿挑食或厌食。无盐是为了预防宝宝在未来养成口重的饮食习惯，降低日后罹患高血压、心血管疾病、肾脏疾病的概率；而少放糖是为了预防龋齿。因而烹调宝宝的"饭菜"宜选用煮、炖、烧、蒸等方法，不宜油炸及使用刺激性配料。

1～3岁的宝宝怎么吃

1～3岁的宝宝每天要吃5～6餐，主餐3次，上下午2餐之间各安排奶类（全天约350毫升）、水果和其他细软面食为主的加餐，晚饭后也可加餐或零食，但睡前不要吃甜食，预防龋齿。食物要单独加工和烹调，并要切碎煮烂，尤其要完全除皮、骨、刺、核等；大豆、花生等要先磨碎，制成泥糊浆等再吃。

烹调方式上，宜采用蒸、煮、炖、煨等方式，不宜采用油炸、烤、烙等方式。口味以清淡为好，不要过咸，更不宜使用辛辣刺激性食物及调味品。另外，宝宝每天还要喝600～1000毫升的白开水。

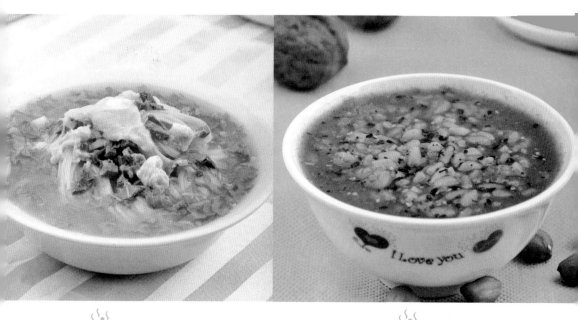

鸡肝面条

材料

挂面一小把，鸡蛋液 1 勺，熟鸡肝末、小白菜末、肉汤各适量，盐少许。

做法

❶ 把肉汤放锅内置火上煮开，放入挂面煮开锅，加入少许盐后再煮片刻。

❷ 挂面快熟时放入鸡肝末、小白菜末和鸡蛋液，待挂面煮熟煮烂即可。

食谱功效

鸡肝中的蛋白质、钙、磷、锌、铁的含量非常丰富，适合宝宝食用。但鸡肝不能多吃，每周吃 1 次即可。

黑芝麻果仁粥

材料

熟黑芝麻 5 克，花生仁、核桃仁、松仁各 15 克，大米、牛奶、冰糖各适量。

做法

❶ 将熟黑芝麻和所有果仁倒入搅拌机中打成果仁黑芝麻碎。

❷ 把果仁黑芝麻碎、牛奶和少量大米一起放入锅内，加入清水大火煮开后转小火熬煮 20 分钟，直至浓稠，加入少量冰糖即可。

食谱功效

黑芝麻富含维生素 E，具有益肝、补肾、养血、润燥的功效，常吃对宝宝非常有益。

精灵宝贝——
耳聪目明惹人爱

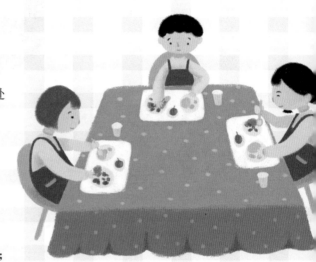

宝贝们满 3 岁的时候，已经正式进入学龄前儿童期了。这时正处在生长发育阶段，新陈代谢旺盛，对各种营养素的需要量相对高于成年人；在这个时期吃得好、吃得精就能为他们成年后有一个健康的身体打下良好的基础。在主食上，仍然以大米、白面等谷类为主；同时也可以适当地将小米、黑米、大豆、黑豆、红豆、玉米、甘薯等粗粮与大米白面搭配着吃，以保证碳水化合物、蛋白质、膳食纤维和 B 族维生素的来源。在副食上，可多吃一些海鱼、牛羊肉、瘦猪肉、鸡肝、鸭肝、鹌鹑、兔肉等，这些食物中的蛋白质含量高，饱和脂肪相对较低，特别是海鱼含有的不饱和脂肪酸非常有利于儿童神经系统的发育；肉类中铁的含量和利用较好，动物肝脏中维生素 A、维生素 B_2 和叶酸极为丰富。此外，宝贝们每天还要喝 300～600 毫升牛奶，以保证钙的摄入；大豆、黑豆、芝麻、小虾皮、小鱼、海带中钙含量也比较丰富，宝贝们也应该多吃一些。喝水同样必要，以每天 1000～1500 毫升白开水为宜。

帮助孩子克服偏食、挑食的坏习惯

3 岁的宝宝们容易出现饮食无规律，吃零食过多，厌食、偏食、挑食的坏习惯。因此，在这个时期，引导宝宝们养成良好的饮食习惯尤为重要。

家长们每天要在固定的时间让宝宝吃三餐，最好在 1～2 次加餐时间中再为宝宝提供果汁或牛奶，而餐点跟餐点间只能喝水，避免宝宝们养成予取予求的习惯，同时也可避免因为吃太多零食、喝太多饮料，造成正餐没有胃口。

其次，吃饭时，家长们要耐心跟孩子讨论食物的颜色、形状、香气和口感等，或是在常吃的食材中加进新食物品种，让他们渐渐习惯；可将食物切出不同的形状，或是多加些五彩缤纷的颜色，刺激孩子们想吃的欲望。

再者，可带着孩子到菜市场去认识食材，让他们和妈妈一起挑选水果、蔬菜和其他食物，在做饭时，可以让孩子来帮忙，例如在旁边洗菜、搅拌、摆盘等，增加参与感。

此外，如果宝宝们不饿，家长们千万不要强迫他们吃一整份餐点，也不要为了让孩子把饭吃完，就拿零食作为奖励，这样反而更会让孩子养成挑食的习惯或是讨厌吃饭；可以在保证食物营养均衡的前提下，试着减少餐点的分量，跟孩子沟通，一点点吃。当然，家长们也要以身作则不挑食。

铁锌碘不可少

有调查显示，3~6岁的宝宝们特别容易发生铁、锌、碘的缺乏。很明显，铁缺乏会引起缺铁性贫血；缺锌会影响宝宝们的生长发育，降低其免疫力；缺碘严重影响宝宝们的智力发育等。因此，宝宝们的健康离不开铁、锌、碘等矿物质。

宝宝们平时可从鸡肝、鸭肝、猪肝、猪血、瘦猪肉、牛肉、羊肉等食物中获得铁；从牡蛎、扇贝、鸡肝、鸭肝、猪肝、猪肉、牛肉、羊肉、蘑菇、榛子、栗子、黄豆、红豆、绿豆、花生、燕麦等中摄入锌。在吃这些食物的同时，可以吃一些富含维生素C的食物（如青椒、豆芽、番茄、猕猴桃、草莓、橘子、柠檬等），以促进铁和锌的吸收。此外，宝宝们可以通过吃海带、紫菜、海鱼、海虾、海贝等补充碘。

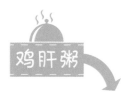

鸡肝粥

材料

鸡肝 50 克，大米 100 克，葱花少许，盐、胡椒粉各适量。

做法

① 鸡肝洗净，煮熟，切片；大米淘洗干净。

② 砂锅中倒入适量清水，烧沸后下入大米，大米烧开后转小火煮至粥稠，加入鸡肝片，略煮后，加盐和胡椒粉调味，撒上葱花即成。

食谱功效

鸡肝中含有丰富的蛋白质、钙、铁等营养素，其维生素 A 含量比蛋类和奶类都高，对保护孩子的视力非常有益。

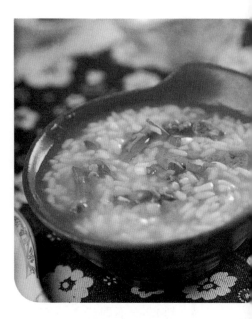

紫菜蛋花汤

食谱功效

紫菜含有丰富的碘，鸡蛋含有优质蛋白质，这道汤特别适合生长发育期的宝贝食用。

材料

紫菜 25 克，鸡蛋 2 个；盐、植物油、油菜叶、葱末各适量。

做法

① 将鸡蛋打入碗内，用筷子调匀；将紫菜撕成小块。

② 将炒锅置火上，倒入植物油烧至六成热，放入葱末炒出香味；再放入适量开水，加盐，淋入蛋液，待蛋液成熟起花时，放入紫菜和油菜叶略煮即成。

在校学生——
茁壮成长才快乐

儿童少年时期是一个人体格和智力发育的关键时期，也是一个人行为和生活方式形成的重要时期。孩子们在这个时期快速成长，对各种营养素的需要大幅增加，而不良的饮食习惯则会导致营养不良或过剩、贫血、便秘等疾病。因此，儿童少年要做到三餐规律，两次间隔最好是 4～6 小时，做到早吃好、午吃饱、晚吃精；饮食要清淡、少油、少糖、少刺激。食物可以重点选择一些富含优质蛋白质和铁的食物；小麦、葵花子、花生、芝麻、核桃、松子等健脑食物也不妨多吃一些。

不吃早餐影响学习和健康

孩子们每天食用营养充足的早餐有利于维持血糖稳定，保证大脑活动所需的能量，确保整个上午精力充沛，提高学习成绩，所以早餐必须天天吃。早餐的种类要多样，并且保证营养充足。其提供的能量应占全天总能量的 25%～30%，食物量应相当于全天食物量的 1/4～1/3。营养均衡的早餐包括牛奶或豆浆、鸡蛋、瘦肉、新鲜蔬菜和水果等。

缺铁性贫血不能小觑

有调查显示，我国中小学生缺铁性贫血患病率较高，不仅对其体格生长和智力发育有损害，还会引起免疫力和抗感染能力下降。因此，中小学生的贫血问题必须引起足够重视。饮食多样化，经常调换食物品种，常吃猪血、鸭血、鸡血、猪肝、鸡肝、鸭肝、瘦肉、河蚌、蛋黄、黑木耳、冬菇、大豆、发菜等含铁丰富的食物或使用铁强化食品，如铁强化酱油、铁强化面包等都对改善中小学生的缺铁性贫血有帮助。此外，多吃一些新鲜蔬菜和水果，补充维生素 C，对铁在体内的吸收和利用也大有裨益。当然，对于严重贫血的儿童青少年，仅靠食物来补充铁是远远不够的，应在医生的指导下及时补充铁剂。

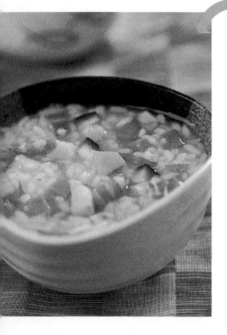

蔬菜虾仁粥

材料

大米 100 克，虾仁 50 克，胡萝卜丁、南瓜丁、香菇丁、油菜末各 20 克，葱末、姜末、植物油、盐各适量。

做法

① 虾仁洗净，去掉虾线；大米洗净备用。

② 锅中倒入少许植物油，烧熟后下入葱末、姜末煸香；倒入胡萝卜丁、南瓜丁、香菇丁、油菜末翻炒；倒入适量清水，烧开后放入大米，煮沸后转小火慢慢熬粥；粥快熟时下入虾仁，再煮 10 分钟，加盐调味即可。

食谱功效

虾仁中约 20% 为蛋白质，比鱼、奶、鸡蛋高出很多，还含有丰富的钙质，对处于生长发育高峰期的儿童来说，是一种非常好的食补食材。

土豆炖牛肉

材料

牛肉 500 克，土豆 250 克，红辣椒 1 个，植物油、姜片、盐、清汤各适量。

做法

① 牛肉洗净后切成 3 厘米见方的块，入冷水锅，煮沸后捞出过凉水；土豆去皮，和红辣椒分别切成 3 厘米见方的块。

② 锅中倒入植物油烧热，下入姜片炒香；放入牛肉和土豆块翻炒 5 分钟；加入清汤，煮沸后转中小火炖至肉熟烂，加入红辣椒片、盐，大火烧 3 分钟即成。

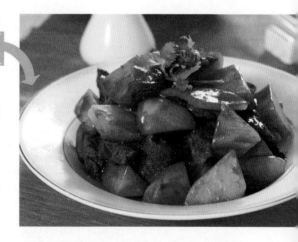

食谱功效

牛肉含有丰富的铁和锌，特别适合处于生长发育期的孩子食用。

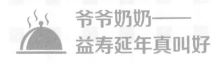

爷爷奶奶——益寿延年真叫好

营养全面身体好

随着年龄的增长，人体各器官的生理功能都有不同程度的减退，如胃肠功能减退，食物不易消化吸收；基础代谢下降，容易发生超重或肥胖等；此外，便秘、高血压、血脂异常、糖尿病、心脑血管疾病等在老年期也较为常见。因此，老年人食物选择应遵循的原则是"粗细搭配、营养均衡、制作松软、易于消化"。烹调的方法以蒸煮炖炒为主，以适合老年人的咀嚼能力，避免油腻、腌制、煎炸烤食物。宜选用的食物有面包、馒头、麦片、花卷、稠粥、面条、馄饨，细软的蔬菜、水果、豆制品、鸡蛋、牛奶等，适量的鱼虾、瘦肉和禽类。

这里要强调的是，老年人由于吃得不多，很容易导致营养不良。为避免这种情况发生，除了在食物的选择上可适当增加奶类、瘦肉、禽类和大豆制品等以补充优质蛋白质外，还可采取少量多餐的方法，每天吃 4~5 餐，这样既可以保证需要的能量和营养素，还可以使食物被人体充分吸收和利用。

老年人要常吃粗粮

老年人每天吃 100 克（2 两）粗粮或全谷类食物对身体是大有裨益的，如燕麦、玉米、黄豆、山药、甘薯、小米、黑米、栗子、核桃等都是不错的选择。这是因为粗粮中含有丰富的 B 族维生素和钾、钙等矿物质及植物化学物质，可以增进食欲与消化功能，维护神经系统的正常。粗粮中含有丰富的膳食纤维，一方面可以促进肠蠕动，起到润便、防治便秘的作用；另一方面还能缩短粪便通过肠道的时间，减少毒素在肠道内停留的时间；另外，粗粮中膳食纤维多，能量密度较低，可使吃入体内的能量减少，有利于控制体重，防止肥胖。粗粮还有调节血糖、防治心血管疾病的作用。有研究表明，每天吃至少 85 克以上的全谷类食物可帮助控制体重，减少很多慢性病的发病风险。

老年人贫血更危险

贫血不仅仅会发生在儿童青少年、孕妇等身上，老年人同样会出现这类问题，并且危险更大。这是因为，一方面老年人贫血会降低免疫力、疾病抵抗力，容易引发感染；神经系统和肌肉也会缺氧，导致疲倦乏力、头晕耳鸣、神情淡漠、记忆力减退、抑郁等症状。另一方面贫血还会引起心脏和肾脏疾病，出现气急、面色苍白、出冷汗，食欲不振、恶心、呕吐、腹胀、腹泻等症状。合理饮食、适当调整膳食结构对防治老年人贫血是大有好处的。防治贫血应多吃是主、副食，确保能量、蛋白质、铁、维生素 B_{12}、叶酸的供给，提供造血的必要原料；适当增加瘦肉、鱼、禽、动物血和肝等含铁的食物；多吃新鲜水果和绿叶蔬菜，以提供丰富的维生素 C 和叶酸，促进铁的吸收和利用，而吃饭前后是不宜喝茶的，因为茶中大多含有鞣酸等物质，不利于铁的吸收；可食用强化铁酱油。当然，许多贫血的老年人仅靠食物补充还是不够的，及时到医院查明病因并进行治疗才是根本。

老年人补钙很重要

老年人骨钙丢失的速度增加，特别是进入更年期及绝经期的妇女，更容易因缺钙而引起多种疾病，如骨质疏松症，常表现为足跟疼痛、牙齿松动脱落、驼背等症状，所以老年人补钙很重要。日常饮食中，动物骨头、虾皮、芝麻、牛奶、黄豆、黑豆、豆腐、豆浆、海带、雪里蕻、紫菜、小白菜、油菜、茴香、芫荽、芹菜等都是良好的膳食钙来源。这里要强调的是，动物骨钙不溶于水，难以吸收，因此在制作成食物时可以先将其敲碎，加醋后用文火慢煮，吃时去掉浮油，放些青菜即可做成一道美味鲜汤。另外，对于骨钙流失严重的老年人，食补仅是一个辅助疗法，建议到正规医院进行必要的治疗，在医生的指导下补充钙增强剂或其他药物。

栗子粥

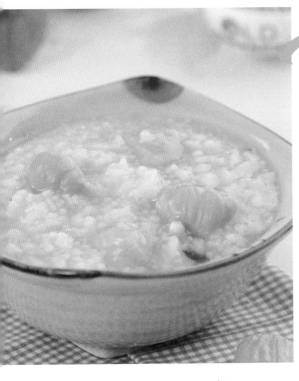

材料

大米 100 克，栗子 50 克。

做法

❶ 大米淘洗干净，栗子去壳备用。

❷ 锅中加入适量清水，烧开后下入大米、栗子，大火烧开后，转小火煮至粥稠，栗子肉软烂即成。

食谱功效

栗子粥能增进食欲、益气健脾、强筋骨，适合中老年人因年龄增长、脾胃运化功能减弱引起的食欲减退、大便溏薄、腹泻、腰酸、腿脚无力等。

燕麦黑芝麻糊

材料

燕麦片 40 克，黑芝麻粉 20 克，牛奶 250 毫升，蜂蜜 1 勺。

做法

❶ 黑芝麻可以多放一些，洗净后炒熟，用搅拌机打成粉，每次取 20 克。

❷ 将牛奶煮沸后倒入碗中，加入燕麦片、黑芝麻粉调成糊状。

❸ 将燕麦糊放至室温，调入蜂蜜即可食用。

食谱功效

燕麦为低糖高热量食物，牛奶能补充钙质，黑芝麻含有大量不饱和脂肪酸。老年人常喝此粥，能延年益寿、延缓衰老。

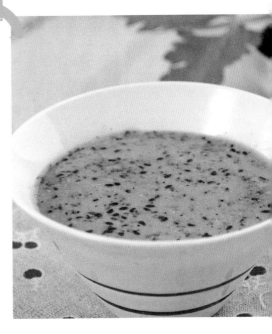

脑力劳动者——
滋补有方是重点

对于一些脑力劳动者来说，由于经常使用脑力分析、思维和记忆，其大脑长期处于紧张状态，常会感到精力不足、记忆力减退、工作效率下降，严重者甚至会出现头晕眼花的症状。

这样吃才补脑

脑力劳动者除了要调整自己的工作状态、适当锻炼、放松之外，调整膳食结构，多吃一些补脑、健脑的食物尤为重要。当然，对于长期伏案、长时间对着电脑的人来说，常吃鱼肝油、鸡肝、鸭肝、猪肝、牛奶、胡萝卜、菠菜、豌豆苗、甘薯、青椒等富含维生素 A 的食物，对提升视力，维护视觉功能很有必要；饮食做到食物多样、粗细搭配，确保摄入充足的营养素，对保持清晰的思维和良好的记忆力也是非常重要的。

B 族维生素大显身手

有研究显示，B 族维生素与健脑益智有关。比如葡萄糖为脑提供能量的过程就依赖维生素 B_1 的参与；叶酸是合成神经鞘和神经递质的主要原料，有助于神经系统的发育；维生素 B_6 参与神经系统中许多酶促反应，有利于神经递质的生成，改善神经系统功能。同样，一旦这些 B 族维生素缺乏，就会对智力造成不同程度的损害，如叶酸和维生素 B_{12} 缺乏时，会导致血中同型半胱氨酸含量升高，其对脑细胞会产生毒性作用造成神经系统损害，进而使学习能力和记忆力减退。

"药补不如食补"，平时在选择食物的时候多下些工夫，多吃一些富含 B 族维生素的食物对脑部保健、改善智力大有好处。在主食选择上，挑选一些粗粮，如大豆、小米、小麦、燕麦、黑米、花生、核桃等与大米、白面搭配着吃；在副食选择上，动物性食物可选择鸡肝、鸭肝、猪肝、鸡肉、鸭肉、猪肉、牛肉、羊肉及各种禽蛋等；植物性食物可选择菠菜、韭菜、豌豆、黄豆、香菇、圆白菜等。这些食物中都含有丰富的 B 族维生素。

此外，新鲜的果蔬如辣椒、油菜、圆白菜、菜花、芥菜、柑橘、柠檬、柚子、草莓、刺梨、猕猴桃、沙棘、酸枣等中均含有丰富的维生素 C，同样对健脑益智大有裨益。

餐桌上富含铁、锌和碘的食物

对于脑力劳动者来说，平时要多吃一些富含铁、锌和碘的食物。这是因为铁能维持正常的造血功能，铁元素不足，就会引起头晕、气短、注意力不集中等症状；锌对细胞膜的氧化损伤有保护作用，不仅能促进智力发育，更有利于预防老年性痴呆；碘能促进神经系统的发育，特别是对智力发育有很大促进作用。

鸡血、鸭血、鸡肝、鸭肝、猪肝、瘦肉、河蚌、蛋黄、黑木耳、冬菇、大豆、发菜等含铁食物，牡蛎、扇贝、鸡肝、猪肝、猪肉、牛肉、蘑菇、榛子、栗子、花生、燕麦等含锌食物，和海带、紫菜、海鱼、海虾等碘含量较高的食物应该成为脑力劳动者餐桌上的必备饭菜。

当然，还要经常吃番茄、豆芽、黄瓜、草莓、猕猴桃、橘子、柠檬等富含维生素 C 的食物，以促进铁、锌在人体内的吸收。

核桃粥

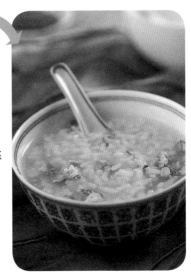

材料

核桃仁 50 克，大米 100 克。

做法

❶ 核桃仁洗净，切成小粒；大米淘洗干净。

❷ 砂锅中倒入适量清水，烧开后加入大米和核桃粒，大火烧开后转小火继续熬煮，至米烂粥稠即成。

食谱功效

核桃仁中含有 B 族维生素和维生素 E，常吃能防止脑细胞老化，还能改善记忆力。

熬夜一族——
饮食合理很必要

经常上夜班或者熬夜者，常会因为黑白颠倒而扰乱生物钟，会出现体力不支、心烦意乱、免疫力下降等症状。这个时候，除了自己要多休息和进行适当的锻炼外，调整饮食、保证营养充足是非常必要的。每天吃"三餐＋夜宵"是这类人群基本的饮食原则。三餐中以提供优质蛋白质、各类维生素和矿物质为主，同时晚餐不宜过饱；夜宵中需保证基本的能量和适量的蛋白质即可，以清淡少盐、少油为宜，不宜吃辛辣刺激等食物。工作或熬夜期间适当喝热茶、热咖啡可提神，但不宜喝浓茶、浓咖啡等刺激性饮料，特别是不宜在睡前1小时饮用。此外，千万不要因为值夜班影响第二天的三餐，更不能因为补眠而放弃吃饭，最终导致恶性循环，严重影响身心健康。

▌ "三餐＋夜宵"可以这样吃

对于经常上夜班或熬夜者来说，平时的一日三餐中要有足够的优质蛋白质，以提高机体的免疫力，如鱼、鸡肉、鸭肉、牛羊肉、瘦猪肉、牛奶、各种禽蛋、大豆等。经常吃鸡肝、鸭肝、猪肝、羊肝、鱼肝油、鱼卵、西蓝花、菠菜、苜蓿、圆白菜、莴笋叶、芹菜叶、胡萝卜、豌豆苗、红心甘薯、辣椒、芒果等食物，可以补充维生素A和胡萝卜素，提高对昏暗光线的适应力，防止视觉疲劳等。此外，富含B族维生素、维生素C的食物也要多吃，以增强机体的免疫力；而维生素D和钙含量丰富的食物，如海鱼、蛋黄、鱼肝油、动物肝也要适当补充，这是因为这类人大多"昼伏夜出"，缺乏日照，这类营养素容易缺乏。

夜宵是指在晚餐结束后，在夜班和熬夜过程中，可选择用一些低能量且携带方便的食物作为加餐，如牛奶、鸡蛋、苏打饼干、黄瓜、番茄、杏仁、腰果、胡桃等，既能提供蛋白质等营养素，又摄入了能量，保持了体力，同时还能避免夜间能量过剩。

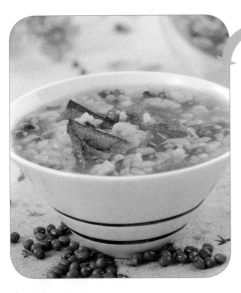

猪肝绿豆粥

材料

新鲜猪肝 100 克，绿豆 60 克，大米 100 克，食盐、味精各适量。

做法

① 猪肝洗净，切成片或条状，待用。

② 将绿豆、大米淘洗干净，放入锅内同煮，大火煮沸后改小火慢熬；煮至八成熟后，将猪肝放入锅中同煮，待绿豆软烂、粥熟后，加盐、味精调味即可食用。

食谱功效

猪肝可补肝养血、明目；绿豆可清热解毒。此粥补肝养血、清热明目、美容润肤，特别适合那些面色蜡黄、视力减退、视物模糊的体弱者以及经常熬夜之人。但寒凉体质者应避免服用，老年人和儿童也不宜多食。

材料

松子仁 15 克，胡萝卜 50 克，大米 100 克，植物油、盐各适量。

做法

① 胡萝卜洗净去皮，切成小丁，在油锅中略翻炒几下，捞出沥干油分；大米、松子仁分别淘洗干净。

② 锅中放适量清水，烧开后投入大米，水开后转成小火煮粥，粥八成熟时下入胡萝卜丁，再煮一会儿，下入松子仁煮熟，加盐调味即成。

胡萝卜松仁粥

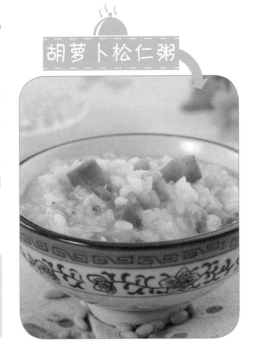

食谱功效

胡萝卜富含胡萝卜素，对保护视力有益，搭配能健脑益智的松子仁和养护脾胃的大米，对眼睛健康非常有好处。

体力劳动者——营养全面更关键

对于工人、农民和其他靠体力进行生产劳动的人，他们的特点是消耗能量多，每天消耗的能量要比脑力劳动者高出1000~1500千卡。因此，对于这部分人来说，补充能量势在必行。同时，由于他们体内物质代谢旺盛，如大量出汗等，会导致很多营养素流失。综合这些特点，体力劳动者在选择食物的时候，主食上以富含碳水化合物的食物为主，如大米、小米、玉米面等；在副食上，要增加优质蛋白和脂肪，如鱼肉、大虾、猪肉、鸡肉、鸭肉、鸡蛋、鸭蛋、鹅蛋、牛奶、豆浆等；还应该多吃些新鲜蔬菜和水果，如辣椒、油菜、圆白菜、菜花、芥菜、柑橘、柠檬、柚子、草莓、刺梨、猕猴桃、沙棘、酸枣以及咸蛋等，以补充维生素 C、B 族维生素以及盐分的缺失等。体力劳动者最好在休息30~40分钟后再吃饭，饭后 1~1.5 个小时再工作为宜。

暴饮暴食是体力劳动者的大忌

很多体力劳动者经过高强度的工作以后，体力、能量大量消耗，非常饥饿，看到食物马上就想大吃特吃，以尽快恢复体力。然而，在迅速吃完之后，肚子很饱可又出现了头晕脑涨、精神恍惚、肠胃不适、胸闷气急、腹泻或便秘等症状，这是什么原因呢？其实，这就是暴饮暴食引起的，轻者会出现上述症状，严重者可导致急性胃肠炎甚至胃出血。这是因为此时胃肠道对食物消化吸收的正常节律已经完全被打乱了，我们身体引发"自动报警"的一种状态，如果不引起我们足够的重视，长此以往，整个胃肠道等消化系统就会真的"罢工"了。此外，体力劳动者为补充身体丢失的大量能量，常大量饮酒，这种情况也很危险，因为大量的酒精会使肝胆超负荷运转，很容易造成肝功能损害或诱发胆囊炎等疾病。

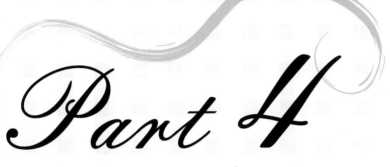

Part 4
一日三餐，四季食谱有不同

中医认为，一年四季分别对应五脏中的肝（春）、心（夏）、脾（长夏）、肺（秋）、肾（冬），而春季节多风、夏季多暑湿、秋季多干燥、冬季寒冷，这些外邪应季而生，对人们的身体健康有一定的不良影响。如果我们在日常饮食中，能顺应季节的特点，重点养护季节对应的脏腑，及时赶走外邪，就会少生病、保持健康。

在这一部分内容中，针对每个季节的不同特点，我们分别推荐了三天的三餐食谱，目的是帮助您顺应季节变化、合理吃三餐。

春季
Spring

省酸增甘最重要

"一年之计在于春"，春季养生亦是一年的基础。春季大地复苏，阳气升发，万物始生，人体的新陈代谢也开始旺盛起来。在饮食调养上，也应遵循这一特征，选择升散疏达之品，避免过于酸涩收敛之物，即"省酸增甘"。

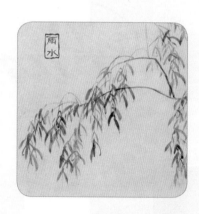

早春时节，为冬春交接之时，乍暖还寒，宜温补。饮食上宜荤素搭配，主食以面食为宜，如面粉、玉米面、豆面、小米面和高粱面等，与肉类搭配，做饺子、包子最宜，可为人体提供大量热量，每年立春的"咬春"即是此代表；副食以韭菜、大蒜、洋葱、魔芋、圆白菜、香菜、生姜、葱等为宜。

仲春，气温逐渐回升，阳气上扬，则应渐改温补为平补，宜选用较清淡温和的食物，如荞麦、薏米、绿豆、核桃、芝麻、苹果等；适当增加蔬菜、减少肉类食物。

晚春时节、春夏交接之时，应选用性质平和之物，如山药、百合、荠菜、菠菜、芹菜、莴笋、茄子、蘑菇、藕、白萝卜、豌豆、豌豆苗、香椿、白菜、油菜等。南方地区正值"梅雨季节"，易湿气困脾，可适当增加健脾利湿的食物，如红豆、山药、薏米等；同时应适当进食牛奶、鸡蛋等富含优质蛋白质的食物，增加新鲜蔬果的摄入。

当心春风吹来"病"

春风吹绿了柳树，吹红了桃花……同样也会吹来某些疾病。这是因为冬去春来，万物复苏，一些细菌、病毒等活力随之增强；再加上刚刚经历了寒冬，冷暖空气交汇频繁，天气忽冷忽热，特别容易引起感冒等疾病。

因此，在饮食上一定要注意调理。如多吃一些富含维生素 A 的食物如胡萝卜、菠菜、豌豆苗、青椒、甘薯等，有保护和增强呼吸道黏膜和呼吸器官上皮细胞的功能，能预防上呼吸道感染；而黑芝麻、葵花子、圆白菜中维生素 E 含量丰富，能提高人体免疫功能，可以适当多吃一些；柑橘、柠檬、柚子、草莓、刺梨、猕猴桃、小白菜、油菜、柿子椒、番茄等新鲜果蔬中则有大量的维生素 C，具有抗病毒作用；而多吃大豆、小米、燕麦、黑米、花生、菠菜、荠菜、油菜、番茄、胡萝卜、小白菜、蘑菇、香菇、橘子、香蕉等，则能避免因为 B 族维生素不足而引起的口疮、口角炎、舌炎等问题。

另外，春风吹起，杨柳吐绿、春花开放，空气中的花粉增多，很多人容易出现打喷嚏、咳嗽、哮喘等过敏症状，不妨吃点红枣和山药以减少过敏的侵袭。

 ## 科学的饮食帮你解除"春困"

春天来临，人们常常会感到困倦、疲乏、头昏欲睡，这就是我们通常所说的"春困"。这是因为在寒冷的冬天，人体皮肤的毛细血管收缩，血液流量相对减少；春天的时候气温上升，毛细血管又开始舒张，一方面血液循环旺盛了，供给大脑的血液就会相对减少，另一方面，人体新陈代谢加快了，耗氧量会随之增加，大脑的供氧量就显得不足了，这样就出现了"春困"。

科学的饮食对解除"春困"是有很大帮助的。在饮食选择上，以清淡、新鲜、易消化的食物为主：荤菜以瘦肉、鸡肉、鸭肉、鸡蛋和低脂奶等能提供优质蛋白质的食物为主；蔬菜以胡萝卜、芹菜、菠菜、小白菜、香椿芽、萝卜、辣椒、小葱、荸荠等为主，既可以维持正常血糖水平，又清淡爽口，更满足春季养生"省酸增甘"的要求。水果可选择一些钾含量丰富的，如苹果、橘子、香蕉、草莓等，有使人精力充沛、注意力集中的功效。同时，在烹调菜时，可适当放一些葱、姜、蒜等，从中医的角度讲，既能调味，又有祛湿、促进血液循环、兴奋大脑的作用。当然，对于一些疾病引起的"春困"，如抑郁症、心脑血管疾病等应及时到医院去治疗。

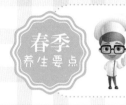

春季养生要点

注意养肝。
饮食平补，少酸增甘。
注意躲避风邪。

春季 三 日 推荐食谱

一日三餐	第一天	第二天	第三天
早餐	豆浆 紫米馒头 小菜	二米粥 萝卜丝饼 鸡蛋 小菜	银耳杂粮粥 瘦肉包子 小菜
午餐	豆饭 香菇肉末油菜 大葱炒鸡蛋 蒸皮皮虾	二米饭 蒜蓉山药茄子 洋葱炒肉	大米饭 青椒炒肉 香椿拌豆腐
晚餐	花卷 玉米春笋老鸭汤 蘸酱菜	花卷 小白菜排骨汤 炒三丁	肉三鲜饺子 番茄鸡蛋汤

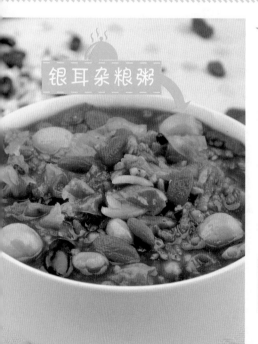

银耳杂粮粥

材料

银耳2大朵，莲子20克，枸杞子10粒，八宝米（有大米、小米、玉米糙、糙米、花生、黄豆等，一般超市都有搭配好的成品）60克，冰糖适量。

做法

❶ 银耳泡发洗净、撕成小朵；杂粮淘洗干净，用净水泡半小时以上。

❷ 砂锅洗净，加足量水，放入银耳，熬至胶质出来后，放入杂粮，继续熬煮约1小时，至食材软烂，关火，加入冰糖和枸杞子，搅拌均匀即可。

食谱功效

这道银耳杂粮粥可做早餐或晚餐食用，能预防春季过敏。

紫米馒头

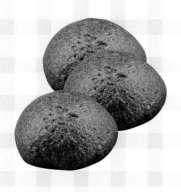

材料

白面200克，紫米50克，酵母3克，白糖30克，植物油少许。

做法

① 紫米淘洗干净，浸泡3小时，浸泡的水不要太多，没过米即可；连同泡米水一同放入搅拌机搅拌成紫米浆。

② 紫米浆倒入盆中，加入白面、酵母和白糖，揉成软硬适中的面团。盖上保鲜膜放在温暖处发酵，至面糊表面有气泡产生且膨起就是发酵好了。

③ 发酵好的面团取出，放在面板上再用力揉一揉排出面团内部的气体，分割成小面剂子，滚圆做成馒头坯；做好的馒头坯再放置10分钟让其再次发酵。

④ 蒸锅内注入冷水，蒸屉内刷一层植物油，将生馒头放在蒸屉上加锅盖，大火水烧开后转中火蒸15分钟，蒸好后不要马上开盖，等2分钟热气散去后再开盖即可。

食谱功效

紫米营养丰富，含有人体必需的8种氨基酸，适当食用对身体健康有益。

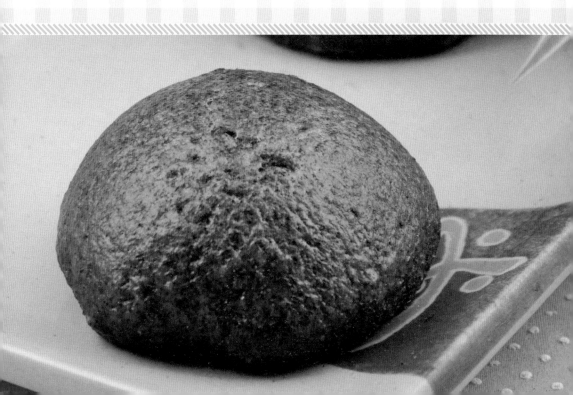

香椿拌豆腐

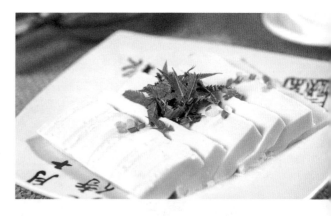

材料

嫩豆腐 1 盒，香椿芽 75 克，香油、盐各适量。

做法

❶ 嫩豆腐切片，在沸水中略汆烫一下，可以在水中放点盐，使豆腐更有韧性；香椿芽汆烫后切小段。

❷ 将豆腐片码在盘子里，放上香椿段、盐、香油，拌匀即成。

食谱功效

香椿芽是香椿树的嫩芽尖，通常在谷雨节气前后上市，其香味浓郁，同豆腐搭配是春天必吃的一道美味。

玉米春笋老鸭汤

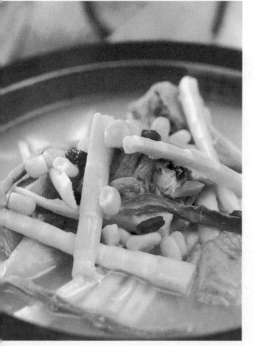

材料

老鸭肉 200 克，春笋 150 克，玉米粒 50 克，枸杞子 10 克，盐、清汤、料酒、姜片、葱段、胡椒粉、植物油各适量。

做法

❶ 老鸭肉切块，在沸水中汆烫一下；春笋汆烫备用。

❷ 锅中放少量植物油烧热，放入姜片、葱段、鸭块炒香；加入清汤、料酒、少量盐略煮后放到砂锅中。

❸ 先用小火煲汤 1 小时；再加入玉米粒、枸杞子，煮半小时，最后加入盐、胡椒粉调味即成。

食谱功效

新鲜的春笋气味清香，同老鸭肉搭配，能解其油腻。这道汤能补益脾胃、清热降火、降脂减肥，特别适合春季想要减肥的女性吃。

材料

鸡蛋 1 个，番茄 1 个，海米、发菜、紫菜、姜粉、葱花、盐、胡椒粉各适量。

做法

① 半锅清水，水中放少许海米，煮沸。

② 将鸡蛋打散搅匀，加葱花少许；番茄切成小块，二者均备用。

③ 半锅清水沸腾后，将搅好的鸡蛋倒入锅内，略搅拌；再将番茄块倒入；水再沸腾后，改小火，焖 3 分钟左右，加入发菜、紫菜、姜粉、盐、胡椒粉各少许，淋香油几滴；再大火使汤沸腾即可。

食谱功效

此汤最大的特点就是烹饪方便，将番茄和鸡蛋的营养价值完美地叠加，营养易于人体吸收。

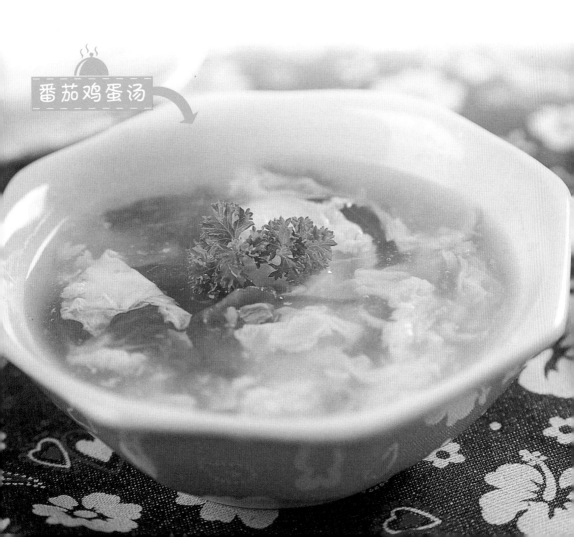

番茄鸡蛋汤

夏季
Summer

吃三餐，解暑祛湿不能少

夏季宜"养阳、养心"。夏季是阳气最盛的季节，也是人体新陈代谢最旺盛的时候，易耗气伤津，饮食上应以清补为原则，少食油腻、多清淡，适当选择一些滋阴补气的食物。另外，夏季暑热、湿气皆重，饮食上应适当增加解暑、祛湿之品，如绿豆、红豆、薏米、莲子、荷叶等。

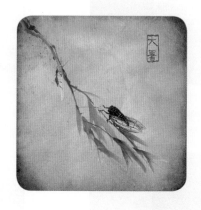

夏季宜清补

结合夏季气候特点，夏季宜清补。一般而言，清补类膳食的总热量略低，营养素构成具有"两高两低"的特点：蛋白质和纤维素含量应较高，脂肪和糖含量宜低。米面、豆类等植物性食品性味清淡，不仅利于消化吸收，更能清暑解渴、健脾祛湿。粗杂粮中富含膳食纤维，可促进肠道蠕动，加速脂肪排泄，减少毒素吸收。夏天食欲减退，脾胃功能较为迟钝，适合食用清淡食物，不宜油腻。故在肉类的选择上以瘦猪肉、牛肉、鸭肉和鱼虾类为宜。此外，夏天正是吃果蔬的时候，这个时节的果蔬不仅水分多，维生素和纤维素含量也丰富，既可以解暑补水，又有营养，还能清肠排毒。如黄瓜、苦瓜、冬瓜、丝瓜、芹菜、生菜、芦笋、苋菜、白菜、茭白、胡萝卜、莲藕、番茄、茄子、海带、紫菜、土豆、山药、西瓜、香瓜、白兰瓜、哈密瓜、桃、草莓、菠萝、梨等，都是夏季日常饮食中的好选择。

夏季养心有妙招

夏季最适宜养心。这是因为夏日心脏最脆弱，暑热逼人容易烦躁伤心，易伤心血，此时适当进行饮食调理，吃一些养心的食物，对身体是大有裨益的。而在养心食物中，首推的就是莲子，中医认为莲子性平，味甘、涩，入心、肺、肾经，具有补脾、益肺、养心、益肾和固肠等功效，养心作用极佳。黄瓜、番茄在夏季食用，不仅爽口，而且能清热解暑、增进食欲。海带中含有的多种营养物质具有辅助降低血压、降低血液黏稠度的作用，很适合心脑血管疾病患者食用。茯苓、麦冬和百合均有清心除烦、宁心安神等功效。另外，早上起床后喝一大杯温蜂蜜水，除了能帮助化解暑热之外，还能为你带来一天的好心情。此外，像梨、西瓜、大豆、绿豆、荸荠等，均是"消防队"成员，可以在不同程度上帮你消灭心中的熊熊烈火，让你愉快地度过夏日每一天！

夏季不宜吃太多烧烤

夏季，每到入夜或周末的白天，烟熏火燎的烧烤摊点上总是站着或坐着三五成群的人，一边吃着烤肉，一边喝着啤酒，十分热闹。其实这样吃并不可取。从营养角度讲，烧烤后的食物，其蛋白质会变性，维生素也遭到破坏，长期食用极其不利于人体的健康。从食品安全角度来说，烧烤时有的肉里面还没有熟透甚至还是生肉，而外面却已经烤焦了，这种肉一旦带有寄生虫或致病菌，很容易被人吃到肚子里，从而引发相应的疾病；烧烤过程中，烤肉上出的油滴燃烧分解会产生一种叫做"苯并芘"的物质，是强致癌物；烧烤过程中，如果木炭燃烧不充分，也会产生对人体有害的一氧化碳气体等。此外，食物经过烧烤，性质变得燥热，加之多种调味品的使用，如孜然、胡椒、辣椒等都属于热性食材，辛辣刺激，不仅会刺激胃肠道，容易损伤黏膜，更能让人"上火"。因此，烧烤食物并不是健康食物，不宜多吃。

夏季少吃冷饮冷食

夏季来临，很多人喜欢大量进食冷饮冷食来消暑。这样做并不明智。这是因为一方面夏季炎热，皮肤血管会因散热而扩张，导致肌肉血流量增加，胃肠血流量减少；大量进食冷饮冷食会使胃肠道血管因冷刺激而急剧收缩，血流量随之骤减，造成胃肠功能紊乱，影响人体对食物的消化吸收，继而产生腹痛、腹泻等。另一方面过多食用冷饮会刺激牙齿产生牙酸、牙痛等不适。从中医角度来看，夏季阳气外发，人体内阳气相对不足，冷饮冷食等寒凉物进入人体后，会大量消耗人体内的阳气，进而损伤正气。因此，夏季一定要少吃冷饮冷食，如果特别想吃，也不要一次性、大量地吃。

夏季养生要点

注意养心。
饮食清淡、少油增盐。
解暑莫贪凉。

夏季 三日 推荐食谱

一日三餐	第一天	第二天	第三天
早餐	牛奶 全麦面包 火腿 小菜	荷叶绿豆粥 花卷 酱牛肉 小菜	二米粥 胡萝卜鸡蛋馅包子 小菜
午餐	绿豆饭 苦瓜豆腐 土豆拌茄子 青椒炒肉	姜汁荞麦冷面 清水煮虾 拌花菜	莲子糕 小白菜排骨汤 炒三丁
晚餐	大米饭 豌豆玉米沙拉 紫菜海米汤	花卷 薏米鸭汤	绿豆饭 丝瓜豆腐煲

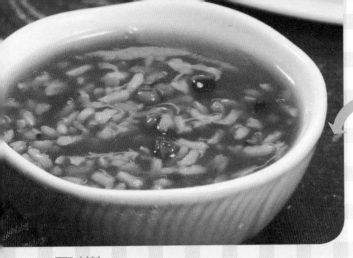

荷叶绿豆粥

食谱功效

新鲜的荷叶气味芬芳，与绿豆、大米一起做成的这道粥能祛暑清热、和中养胃。此粥老少皆宜，特别适合于伏天食欲不振、发热口渴的人食用，可以改善食欲。

材料

荷叶1张，绿豆30克，大米50克，冰糖适量。

做法

❶ 荷叶清洗干净，撕成小块，加适量清水，煎煮成荷叶水；绿豆提前浸泡3～6小时，再将绿豆煮开花，制成绿豆汤备用。

❷ 大米下锅后，煮成稠粥，待大米粥半熟时加入荷叶水、绿豆汤、冰糖，搅拌均匀，一起熬至粥稠。

❸ 粥熟后关火，待粥变凉并呈淡绿色，即可食用。

材料

荞麦面条150克，生姜20克，醋、盐、味精、香油、香葱各适量。

做法

❶ 调姜汁：将新鲜生姜用刀削去外皮，切为薄片，再切成小细丝，然后剁成碎末，放入干净的容器中，加入醋、盐、味精、香油，调拌均匀即成。

❷ 荞麦面下入沸水中煮熟，在清水中过凉，将调好的姜汁浇到面上，拌匀，撒上香葱即成。

荞麦姜汁冷面

食谱功效

夏季天气炎热，人体内的阳气向外发散，内部阳气容易不足，使胃中虚冷，这时吃一些辛热温中的生姜，能温胃健脾，有益健康。

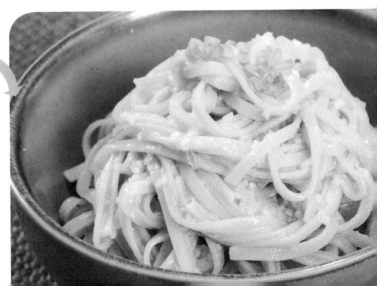

苦瓜豆腐

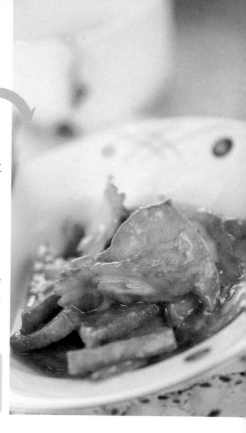

材料

苦瓜 200 克，豆腐块 200 克，植物油、盐、水淀粉、葱花、姜末各适量。

做法

① 豆腐块在油锅里略炸，呈金黄色时捞出备用；苦瓜切片，在沸水中余烫一下去除苦味。

② 锅中放入少许植物油，放入葱花、姜末煸炒香；放入苦瓜片略炒，再放入油炸豆腐煸炒，加盐调味，用水淀粉勾芡即成。

食谱功效

这道菜能益气开胃、清热解暑、解毒，尤其适合女性、中老年人、糖尿病和癌症患者吃。

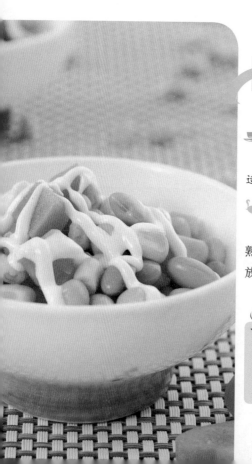

豌豆玉米沙拉

材料

鲜玉米粒、豌豆各 50 克，胡萝卜 30 克，沙拉酱适量。

做法

① 胡萝卜去皮，切成小丁，放入沸水中煮，快熟时下新鲜玉米粒、豌豆，煮熟后捞出沥干，静置放凉。

② 根据个人口味调入适量沙拉酱即成。

食谱功效

这道沙拉用的是应季的几种蔬菜，颜色鲜艳、营养素互补，在夏天食用可以通利小便、补中益气，也可以根据个人爱好加入其他的应季蔬菜。

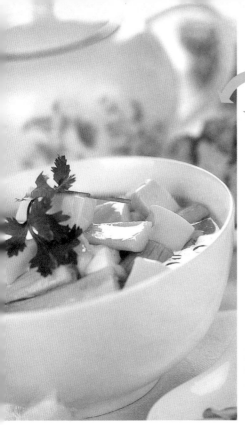

丝瓜豆腐煲

材料

丝瓜 150 克，豆腐 250 克，瘦猪肉 50 克，金针菇 30 克，清汤、盐、葱花、姜末、植物油各适量。

做法

① 豆腐切成小块，在盐水中浸泡 10 分钟，备用。

② 锅中放入量植物油，下入葱花、姜末爆香；放入金针菇，翻炒几下；倒入清汤煮 5 分钟，下入豆腐块继续再煮 5 分钟。

③ 丝瓜去皮，切成块，放入锅中再煮 3～5 分钟，加入盐调味即可。

食谱功效

丝瓜味苦、性微寒，能清热解毒，是夏季必备的菜品，搭配豆腐食用，营养丰富、热量低，还可解热除烦。

薏米鸭汤

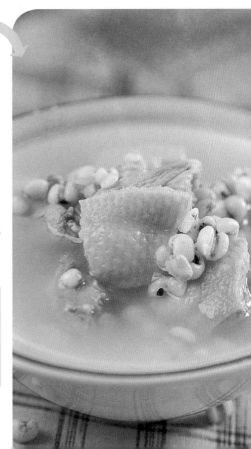

材料

鸭肉 500 克，薏米 100 克，高汤、葱段、姜片、料酒、盐、植物油各适量。

做法

① 薏米淘洗干净，浸泡 4 小时备用；鸭肉洗净，切成块，用开水氽烫。

② 锅中放入少许植物油，加入葱段、姜片炒香；倒入高汤；下入鸭块、薏米、料酒，煮沸后撇去浮沫；小火炖 2 小时至鸭肉熟烂，再加入盐调味即可。

食谱功效

鸭肉的肉质较嫩，所含的氨基酸比例与人体相近，易于消化；鸭肉中脂肪含量适中，富含不饱和脂肪酸。鸭肉搭配薏米食用，能够健脾利湿、滋阴补虚，适合夏季食用。

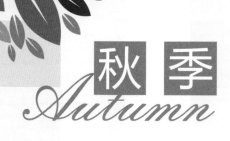

三餐应注重滋阴润肺

秋三月，起于立秋，止于立冬，是气候由炎热转向寒冷的过渡。"秋季主收，阳气始收、阴气渐长"，气温开始降低，雨量减少，空气湿度相对降低，气候偏于干燥。秋季养生重在保养体内阴气，而养阴的关键在于防燥，早秋防温燥、晚秋防凉燥。对五脏而言，秋季宜养肺，是有肺部问题或疾病人群最好的养肺时机。

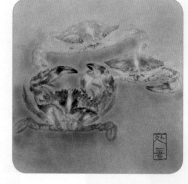

秋季饮食调养应以"滋阴润肺"为基本准则，食物宜清润、少辛增酸，滋补宜甘凉、防燥养阴。

多吃五谷杂粮好处多

秋季，正是五谷杂粮成熟的季节，日常饮食中，粗细搭配对秋季养生大有裨益，特别是大米、糯米、玉米、小米、高粱米、花生、黑米、糯米、黄豆、黑豆、绿豆、红豆、甘薯、山药等都是适合秋天进食的食物。

秋季是排毒的"黄金期"

秋季是排毒的好季节，人体的新陈代谢正旺盛，只要采取适当有效的方法，特别是合理饮食，积聚在人体内的各种毒素很容易排出。比如对于爱美的女士来说，做好润肠排毒对保持苗条身材、平坦小腹、美白肌肤是大有裨益的。这时不妨试试糙米、魔芋、黑木耳、海带、猪血、苹果、草莓、蜂蜜等素有"肠道清道夫"美称的食物，帮你排空肠道宿便，清理肠内堆积的毒素。

应季瓜果最养生

在蔬菜的选择上，尤以大豆、豆芽、胡萝卜、莴笋、小白菜、菜花、菠菜、芹菜、茼蒿、苋菜、莲藕、番茄等为佳。在肉类的选择上，鱼虾、牛羊肉、瘦猪肉、鸡鸭肉等均可。而苹果、梨、南果梨、柚子、香蕉、橘子、山楂、甘蔗、柠檬、葡萄、橙子、芒果、枣、猕猴桃等正是好吃的时候；特别是梨，生食有清热解毒、生津润燥、清心降火作用，煎水或加蜜熬膏，则有清热润肺、化痰止咳的功效，是秋天水果中的佳品。

秋天常吃坚果好处多

秋天，是各种坚果收获的季节。常吃一些花生、葵花子、南瓜子、西瓜子、开心果、杏仁、腰果、榛子、核桃、松子、板栗等坚果对身体好处非常多。一方面是因为坚果中含有丰富的 B 族维生素、维生素 E、磷、钙、镁、钾、锌、铁和膳食纤维等，这些营养素对大脑神经细胞有益，经常食用有补脑益智的功效；同时维生素 E 还有较强的清除自由基的能力，有延缓衰老的作用。另一方面多数坚果还含有不饱和脂肪酸，有调节血脂、血糖、保护心脏的作用。

有些坚果如杏仁、银杏仁等生吃会引起中毒，必须炒（煮）熟了才能吃。还有，坚果不宜一次性大量地吃，这是因为坚果本身是一种高脂肪食物，尽管它有单不饱和脂肪酸，能调节血脂、血糖，但由于其提供的热量较高，适量吃有益，大量吃反而有害，特别是对于肥胖、高脂血症、高血压和糖尿病患者。再者，霉变的坚果、炒焦的坚果、口味太重的坚果以及颜色过于鲜艳或"漂白"的坚果不宜吃。

在吃坚果的时候不妨换一种方法，比如用坚果仁的碎末做调味料，做菜、熬汤、煮粥的时候撒上一些，既能增加菜肴的香味，让人胃口大开，又能控制坚果食用量，更能补充营养，可谓一举三得。

秋季
养生要点

秋季宜多养肺。
饮食要以排毒、调理肠胃、清补为主。
注意润燥，"秋冻"要适度。

秋季 三 日 推荐食谱

一日三餐	第一天	第二天	第三天
早餐	百合萝卜粥 花卷 酱牛肉 小菜	豆浆 胡萝卜鸡蛋馅包子 小菜	白果蜜枣大米粥 花卷 鸡蛋 小菜
午餐	紫薯馒头 墨鱼鸡汤 芹菜炒粉	二米饭 玉米虾仁 豆芽炒肉	大米饭 土豆炖牛肉 大丰收（各种应季蔬菜蘸酱）
晚餐	大米饭 桂花糯米藕 莴笋炒肉丝	馒头 菠菜鸡蛋汤 青椒炒肉	玉米荞麦煎饼 泥鳅豆腐汤 炒三丁

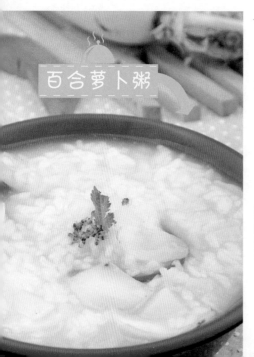

百合萝卜粥

材料

百合 20 克，白萝卜 20 克，大米 100 克，冰糖适量。

做法

❶ 白萝卜去皮切成小丁；百合洗净掰开。

❷ 锅中放清水，煮沸后加入大米、百合和白萝卜片，烧开后转中小火慢慢熬粥，至粥熟后加入适量冰糖调味即可。

食谱功效

这道粥能够清肺热、润燥化痰、滋阴，适合秋季常吃，尤其适合老人和儿童食用。

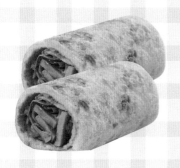

材料

白面 30 克，玉米面 40 克，荞麦面 30 克，鸡蛋 1 个，植物油、香葱末、甜面酱、生菜叶、火腿片各适量。

做法

❶ 将白面、玉米面、荞麦面放入盆中，混匀，加入清水，搅拌均匀至无颗粒状态。

❷ 将平底锅烧热，倒入少许植物油，将面糊倒入锅内，轻轻晃动锅，使面糊均匀铺满锅底。打入 1 个鸡蛋，用铲子将鸡蛋均匀摊在面饼上面，再在上面撒一些香葱末。将面饼着锅的一面煎至微黄，用铲子将其翻面，煎熟。

❸ 在饼上抹上少许甜面酱，摆上生菜叶，再放一片火腿，将其卷起即成。

食谱功效

荞麦中赖氨酸含量低，与赖氨酸含量高的小麦面粉、玉米面一起吃，可以起到蛋白质互补作用，营养更全面。

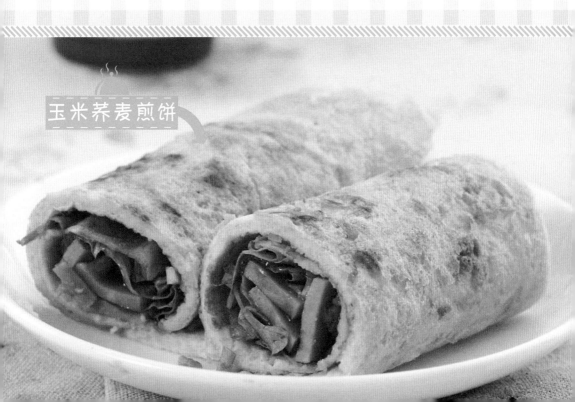

玉米荞麦煎饼

白果蜜枣大米粥

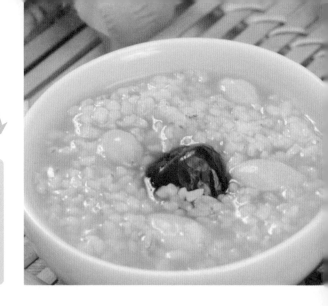

食谱功效

白果是银杏的果实，性质平和，能敛肺止咳；蜜枣清香甘甜，有补血、健脾、益肺的食疗功效。秋季应肺，天气干燥容易伤肺引起咳嗽，秋季咳嗽时可以试试这道粥。

材料

白果 6 颗，蜜枣 10 颗，大米 100 克。

做法

① 将全部材料洗净；锅中加适量清水，下入大米，大火烧开。

② 下入白果，转中小火慢慢熬粥，快熟时加入蜜枣，再煮 5 分钟即成。

玉米虾仁

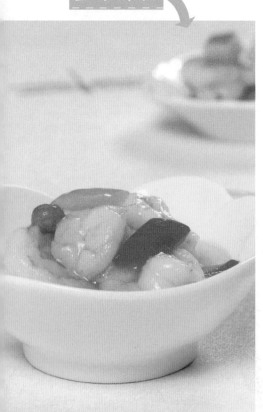

材料

鲜虾仁 250 克，玉米粒、豌豆、红彩椒各 30 克，鸡蛋清 1 个，植物油、干淀粉、盐、料酒、味精各适量。

做法

① 取一个干净碗，放入鸡蛋清、干淀粉、盐和料酒，搅匀备用；虾仁洗净沥干水分后也放入碗中抓匀上浆；红彩椒切块。

② 锅烧热，下入适量植物油，下入上好浆的虾仁滑炒至熟后捞出；另取一个净锅，放入植物油烧热，下入豌豆、玉米粒、红彩椒块翻炒，倒入虾仁，翻炒均匀即成。

食谱功效

虾仁蛋白质含量高，和新鲜的豌豆、玉米粒搭配，营养更全面。

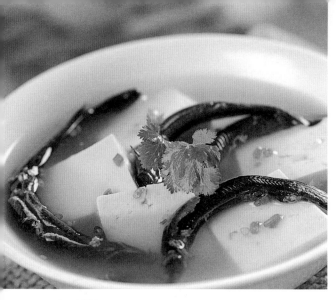

泥鳅豆腐汤

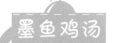

☕ 食谱功效

泥鳅被称为"水中人参"，肉质鲜美，富含蛋白质及钙、镁、磷等矿物质，泥鳅含脂肪量较低，胆固醇更少，是高蛋白低脂肪食品，与豆腐同食，补益作用更好。

🍳 材料

活泥鳅250克，嫩豆腐1块，植物油、葱段、姜片、盐、胡椒粉、香菜、葱花各适量。

🥄 做法

① 泥鳅宰杀后去除内脏，清洗干净；嫩豆腐切厚片。

② 锅烧热，倒入少量植物油，将葱段和姜片煸香；倒入泥鳅略炒，加入开水，再放入豆腐片，小火炖20分钟，用盐、胡椒粉调味，最后撒上葱花和香菜即成。

🍳 材料

小墨鱼2只，土鸡半只，香菇5朵，大葱1段，老姜4片，料酒1汤勺，植物油、盐和葱花各适量。

墨鱼鸡汤

🥄 做法

① 将小墨鱼用冷水泡发，去掉杂质，切成丝备用；香菇泡软后清洗干净，对切备用。

② 把土鸡剁成块后清洗干净，在沸水中煮开，沥干水分。

③ 锅中油烧至五成热后，放入鸡块、料酒、姜片，大火炒出鸡油；将炒好的鸡块放入炖锅，加入半锅开水、墨鱼丝、香菇，大火煮开，转小火炖2小时；起锅时放入盐和葱花调味。

☕ 食谱功效

土鸡会有很多黄色的鸡油，一定要将鸡油炒出来，鸡汤才会金黄浓香。鸡肉含有丰富的蛋白质，具有强身健体、温中补脾、益气养血、补肾益精的功效。

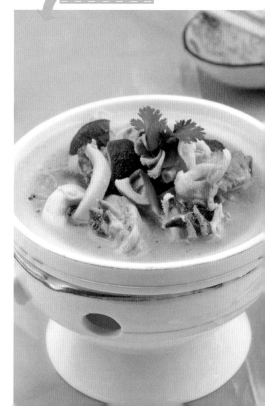

冬季
Winter

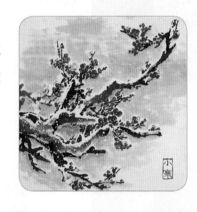

"冬三月草木凋零、冰冻虫伏"，冬季是自然界万物闭藏的季节，人体也顺应四时，阳气内潜，潜藏于内，冬季"藏"好，待来春生发盎然。冬季饮食上也要注意，注意保护阳气，并且宜养肾。

冬季讲究科学进补

冬季进补应遵循"合理进补，虚则补之，不虚不补，勿多补滥补"的原则。开始进补的最佳时间是冬至节气。这时宜选择一些具有温补性质的食物，如牛肉、羊肉和兔肉等富含优质蛋白质的食物，不仅营养价值高，更易于消化和吸收；宜选择钙、铁、锌等矿物质含量丰富的食物，如胡萝卜、莲藕、莴笋、薯类等根块和根茎类蔬菜，及豆类、花生、牛乳、虾皮、牡蛎、蛤蜊等，既能补充冬季身体矿物质的缺乏，又能起到御寒的作用；因天气寒冷干燥，宜摄入一些动物肝脏、蛋类、乳制品、豆类和一些新鲜果蔬等，以补充维生素 B_2 和维生素 C，防止皮肤干燥、皲裂、口角炎，唇炎等病症。

吃三餐，滋补温阳要适当

冬季在五脏对应肾，肾是人体生命的原动力。因此，冬季养生重在固肾。从饮食上说，肾主咸，心主苦，咸可胜苦。所以饮食上应注意减咸增苦，固肾而不伤心。要注意的是，冬季养肾，应因人而异，阳虚或体内有寒湿的人重在温补肾阳；阴虚火旺之人则应滋补肾阴以潜阳。冬季主藏、主肾，既要为平稳度过冬季准备足够的能量，又要贮存来年生发所需的能量，故冬季养生重在养肾。

秋冬宜饮食养阴

冬季饮食应遵循"秋冬养阴"的原则，饮食以滋阴潜阳、增加热量为主，减咸增苦；应多吃些动物性食物（如牛羊肉、狗肉、鲈鱼、鸡蛋、牛奶等）和豆类，以补充优质蛋白质、维生素和矿物质。果蔬以白菜、白萝卜、芹菜、莲藕、芋头、土豆、南瓜、黑木耳、香菇、大蒜、洋葱、苹果、橘子、橙子、山楂等为宜。主食仍然以粗细搭配为主，而粗杂粮中的黑米、荞麦、黑豆、黄豆、甘薯、山药、栗子、核桃、花生、芝麻、红枣、龙眼、枸杞子等很适合冬季进食，特别是黑米、荞麦、黑豆等，因颜色属黑，入肾经，搭配大米，辅以少量动物性食材，滋养效果更佳。

 ## 吃火锅也是有讲究的

寒冷的冬天，人们通常喜欢围坐在一起吃火锅以驱寒。然而吃火锅也是有讲究的。

首先涮火锅的汤汁不能喝，一方面是因为火锅的一大特点是将牛羊肉、海鲜、青菜、蘑菇、豆制品等食物放到一起涮，而牛羊肉、海鲜、蘑菇、豆制品等食物本身就属于高嘌呤食物，在涮的过程中，嘌呤会全部进入火锅汤汁中，浓度极高。如果再喝上几瓶啤酒，进入人体的嘌呤就会更多，有引发痛风的危险。另一方面是火锅涮菜用的火锅汤汁本身也不卫生。

其次，被涮的牛羊肉一定要涮透、涮熟，彻底杀灭细菌和寄生虫。

再者，吃炭火锅的时间不宜过长，还要注意通风，避免木炭燃烧不充分，造成一氧化碳中毒。

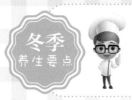

冬季
养生要点

冬季养好肾。
根据体质适当进补。
冬寒伤身，保暖为先。

冬季 三 日 推荐食谱

一日三餐	第一天	第二天	第三天
早餐	核桃黑芝麻豆浆 馒头 火腿肠 小菜	黑米桂花粥 牛肉包子 鸡蛋 小菜	猪腰枸杞子粥 花卷 小菜
午餐	大米饭 芋头烧鸡 洋葱炒肉	二米饭 芹菜炒肉 蛋黄焗南瓜	二米饭 花生牛排 上汤娃娃菜
晚餐	花卷 栗子羊肉汤 素炒白萝卜	馒头 鲫鱼豆腐汤 醋熘白菜	大米饭 清蒸鲈鱼 洋葱炒鸡蛋

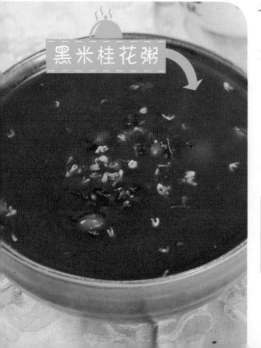

黑米桂花粥

材料

黑米 50 克，红豆、花生各 30 克，干桂花 15 克。

做法

❶ 黑米、红豆、花生分别洗净，在清水中浸泡 3~6 小时。

❷ 锅中加适量清水，烧开后加入黑米、红豆、花生、烧开后转小火熬粥，粥快熟时加入干桂花，再煮 5~10 分钟即可。

食谱功效

桂花又名"九里香"，其气味浓郁清香，能温中散寒、暖胃止痛，同黑米、花生、红豆一同煮粥，可健脾补肾，强身暖胃。

材料

猪腰 1 个，大米 200 克，枸杞子 5 克，香菜、盐、胡椒粉、鸡精适量。

做法

① 将猪腰对半剖开，切去腰臊，切成薄片，在沸水中汆烫后洗净备用；香菜切小段备用；大米淘洗干净备用。

② 锅中倒入清水，烧开后下入大米，煮沸后用小火慢慢熬粥，粥稠时加入猪腰片、枸杞子，略煮一会儿，再调入盐、胡椒粉、鸡精即成。

食谱功效

猪腰味咸、性平，有补肾的食补功效，配以性质温和的大米，对肾虚所致的腰酸腰痛、盗汗、老年性耳聋均有益。

猪腰枸杞子粥

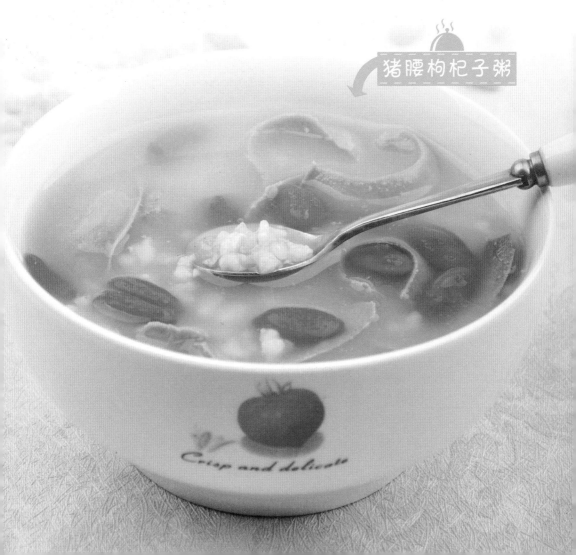

花生牛排

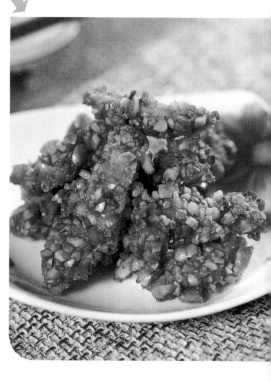

材料

牛肉 300 克，花生碎 20 克，鸡蛋 1 个，盐、料酒、鸡精、淀粉、植物油各适量。

做法

① 牛肉切成大片，用刀背拍松，加盐、鸡精、料酒腌制 15 分钟；鸡蛋打入碗中，打散，加入淀粉调成糊状。

② 将牛肉片先裹上一层蛋糊，再沾上花生碎；锅中加植物油烧热，下入牛排，炸至两面呈金黄色即成。

食谱功效

牛肉中蛋白质的氨基酸组成与人体的需求相近，被称为"肉中骄子"。寒冬时吃这道花生牛排，能温中暖胃、强筋健骨，但有研究认为，牛肉不适合频吃，一周一次即可。

核桃黑芝麻豆浆

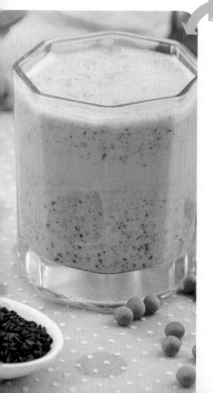

材料

黄豆 60 克，核桃仁 20 克，黑芝麻 10 克。

做法

① 黄豆洗净，在清水中浸泡一夜；核桃仁与黑芝麻洗净，备用。

② 将黄豆、核桃仁、黑芝麻一起放入豆浆机，加适量水，制成豆浆，煮熟后即成。

食谱功效

核桃味甘、性温，可补肾强腰、固精止遗、润肠通便。黑芝麻为黑色食物，可以入肾经，能滋补肝肾、润燥滑肠。此豆浆能滋补强身，适合冬季常喝，作为早餐可以搭配两片烤面包，简单易做、营养丰富。此豆浆可在两餐间喝。

材料

羊肉 250 克，栗子 500 克，料酒、葱段、姜块、盐、鸡精各适量。

做法

① 羊肉切成小块，洗净、氽烫后备用；栗子剥外壳，氽烫备用。

② 砂锅中放入适量清水，放入羊肉块、姜块、葱段，再加入料酒，用大火煮沸后撇去浮沫；转小火慢炖 1～1.5 小时，待羊肉熟烂后加入栗子，再煮 15 分钟，加入盐和鸡精调味即成。

食谱功效

栗子被称为"干果之王"，能补肾强腰、健脾止泻。羊肉性温，能益气补虚。寒冷的冬季喝此汤，能温中补虚，有很好的滋补作用。

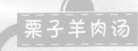

栗子羊肉汤

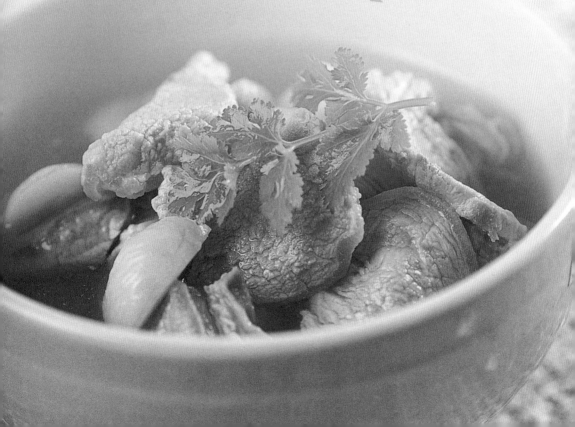

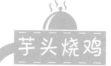

芋头烧鸡

材料

鸡肉 500 克, 芋头 300 克, 植物油、葱花、姜片、蒜片、盐、料酒、酱油、绵白糖、香葱末各适量。

做法

① 鸡肉切块, 用开水煮至半熟, 沥干备用; 芋头去皮氽烫, 放凉水中浸泡待用。

② 锅中倒入适量植物油, 烧熟后放入绵白糖, 炒成糖色; 加葱花、姜片、蒜片炒香; 放入鸡块、芋头, 加适量水、料酒、酱油, 加盖用小火烧 40 分钟, 快出锅时加入盐调味, 略烧, 撒上香葱末即成。

食谱功效

鸡肉富含蛋白质, 其氨基酸种类齐全, 且容易被人体消化吸收, 同芋头搭配在冬季食用, 能够温中益气、强筋壮骨。鸡皮中脂肪的含量高, 建议在烹调时将鸡皮去掉。

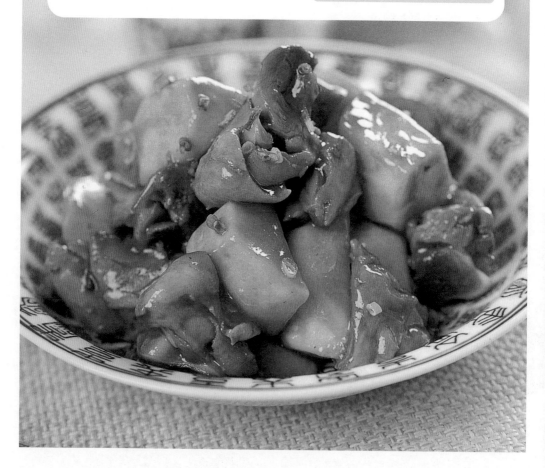

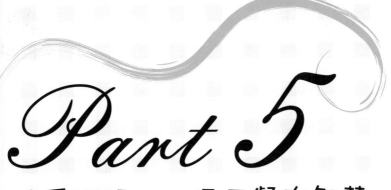

Part 5

体质调理，一日三餐有智慧

日常生活中，有的人面色红润，有的人脸色晦暗；有人吃点瓜果就会拉肚子，有人却吃多少都没事儿；有人喝碗参鸡汤觉得驱寒，有人却脸上长大疱……为什么会有这么大的差别呢？从中医角度讲，这是因为每个人的体质有差别，所以即使吃着相同的食物，效果却千差万别。如果能根据自身的体质，选择适合自己的食物，那么你的身体就会调整到最佳状态。本章将围绕平和体质等 9 类体质进行介绍，并给出调理建议，制定食谱。

平和体质的调理—— 贵在"坚持"

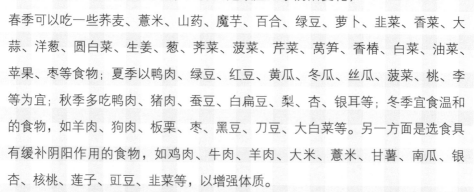

有调查显示，人群中平和体质所占的比例大约为 1/3。他们大多为体态适中、面色红润、精力充沛、脏腑功能正常的人，这是一种健康体质的表现。因而，平和体质的人在调理上，贵在"坚持"。

1. 坚持规律作息、合理膳食、适量运动、戒烟限酒、心理平衡。

2. 坚持三餐规律、不暴饮暴食；坚持饮食清淡、不偏嗜。

3. 饮食上坚持阴阳平衡，一方面是顺应四季阴阳变化，春季可以吃一些荞麦、薏米、山药、魔芋、百合、绿豆、萝卜、韭菜、香菜、大蒜、洋葱、圆白菜、生姜、葱、荠菜、菠菜、芹菜、莴笋、香椿、白菜、油菜、苹果、枣等食物；夏季以鸭肉、绿豆、红豆、黄瓜、冬瓜、丝瓜、菠菜、桃、李等为宜；秋季多吃鸭肉、猪肉、蚕豆、白扁豆、梨、杏、银耳等；冬季宜食温和的食物，如羊肉、狗肉、板栗、枣、黑豆、刀豆、大白菜等。另一方面是选食具有缓补阴阳作用的食物，如鸡肉、牛肉、羊肉、大米、薏米、甘薯、南瓜、银杏、核桃、莲子、豇豆、韭菜等，以增强体质。

▌ 常见食补方法有哪些？

中医里，常见的食补方法有平补、温补、清补和温散四种。

其中平补的食物性质平和，对健康人和病人均适用，特别是阴虚、阳虚、气虚、血虚的女性均可食用。平补食物包括大多数的谷类、豆类、乳类、蔬菜和水果，部分禽肉乳类，有大米、玉米、荞麦、薏米、黄豆、山药、甘薯、扁豆、小白菜、韭菜、茼蒿、春笋、圆白菜、菜花、香椿、胡萝卜、青椒、番茄、苹果、甘蔗、猪肉、鹌鹑、牛奶等都属于平补食物。

温补是指食入温热的食物，如牛肉、羊肉、狗肉、海虾、鲢鱼、鲫鱼、鲤鱼、泥鳅、鳝鱼、鲍鱼、大葱、生姜、大蒜、荔枝、红枣、龙眼等，特别适合秋冬季节进补。

清补则是指吃入寒凉的食物，如甲鱼、鸭肉、绿豆、芹菜、黄花菜、萝卜、生藕、冬瓜、黄瓜、梨、西瓜等，能清热降火。

温散是指性热味辛的食物，有温阳散寒、除湿等作用，特别适用于寒冷的冬季。这类食物主要包括辣椒、花椒、芥末、桂皮等。

🥬 平和体质者宜吃食材

大米	性质平和、滋养脾胃
小米	和胃温中、清热安眠
牛奶	含有丰富的优质蛋白、维生素 A、维生素 B_2 和钙、磷、钾等多种矿物质
紫甘蓝	富含 B 族维生素、维生素 C 和维生素 E 及钙、磷、铁等多种矿物质，营养丰富
西蓝花	富含胡萝卜素、维生素 C 及钙、磷、铁、钾、锌、锰等多种矿物质，营养丰富

平和体质者 三日 推荐食谱

一日三餐	第一天	第二天	第三天
早餐	小米粥 花卷 鸡蛋 小菜	牛奶 全麦面包 鸡蛋 火腿肠 小菜	二米粥 紫薯馒头 鸡蛋 小菜
午餐	二米饭 红烧带鱼 青椒炒肉 蒜蓉油麦菜	大米饭 牛肉炖土豆 清炒西蓝花	大米饭 蒸虾 木须肉 芹菜炒粉
晚餐	扁豆焖面 豆芽炒肉 清炒虾米圆白菜 番茄蛋花汤	大米饭 红烧鸡翅 香菇肉末油菜 蛋花紫菜汤	花卷 小白菜排骨汤 炒三丁

蒜蓉油麦菜

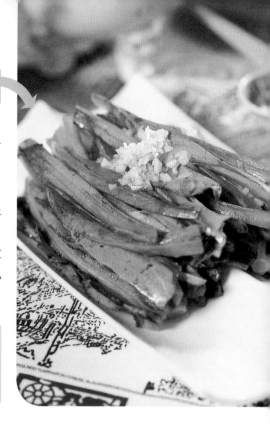

材料

油麦菜 300 克，大蒜 20 克，花椒、植物油、盐 3 克各适量。

做法

① 油麦菜择洗干净，切成 7 ~ 8 厘米的长段；将蒜剁成蒜蓉备用。

② 锅内放植物油烧热，爆香花椒捞出，放入一些蒜蓉炸香；再放入油麦菜，快速翻炒几下，加入调味盐即可。

食谱功效

此食谱不仅色泽翠绿，口感鲜嫩，还富含维生素A、维生素C、B族维生素和钙、铁等矿物质，营养丰富。

豆芽炒肉

材料

瘦猪肉 80 克，黄豆芽 100 克，新鲜红椒 1 个，葱末、盐、植物油各适量。

做法

① 瘦猪肉切成条，黄豆芽去根，红椒去子切丝，备用。

② 锅内加植物油，烧至三成热，放入葱末和瘦猪肉丝滑炒至变色；再放入黄豆芽和辣椒丝继续翻炒到没有豆芽生味，煸干水汽为止，加盐翻炒均匀即可。

食谱功效

此餐有健脾开胃、润肠通便、清热解毒的食疗功效。

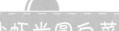

清炒虾米圆白菜

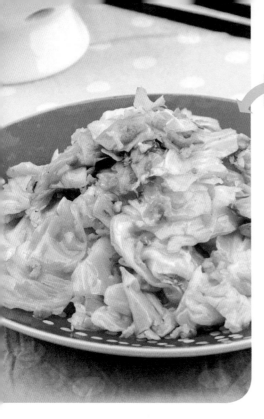

材料

圆白菜半个，虾米、盐、植物油各适量。

做法

① 圆白菜撕成小片，洗净沥水；虾米放清水中泡一会儿，捞出沥水。

② 锅中放适量植物油，将虾米爆香；放入圆白菜，翻炒一小会儿，加盐继续翻炒均匀即成。

食谱功效

圆白菜维生素C和叶酸含量丰富，常吃此菜对提高免疫力有帮助。

清炒西蓝花

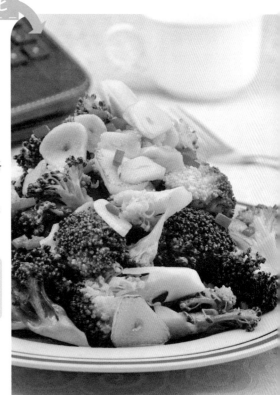

材料

西蓝花400克，蒜片、盐、植物油各适量。

做法

① 西蓝花切小朵、去粗皮，放入沸水中略氽烫，再捞起泡冷水，备用。

② 热锅，加入适量植物油，放入蒜片爆香；再放入西蓝花及盐，快炒均匀即可。

食谱功效

西蓝花富含胡萝卜素、维生素C及钙、磷、铁、钾、锌、锰等多种矿物质，营养非常丰富。

阳虚体质的调理——温阳补阳

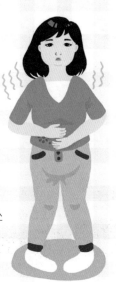

明代大医学家张介宾在《类经附翼·求正录》中曾经说过"天之大宝只此一丸红日，人之大宝只此一息真阳"。意思是，古人将人体的阳气比作天上的太阳，是人体内最宝贵的，是造化之源，生命之本。确切地说，所有的生命活动，都是阳气的表现。当身体常出现怕冷、手脚冰凉、腹泻（特别是吃凉的东西时）、头发稀疏或脱发、尿多色清、夜尿等症状时，说明你体内的火力不够、阳气不足，最有可能就是处在阳虚的状态。在这种情况下，肥胖、水肿、骨质疏松症、关节炎、类风湿、冠心病、甲状腺功能低下、过敏性鼻炎、哮喘以及性功能障碍等疾病极易找上你。

不良生活习惯容易导致阳虚体质

先天因素是导致阳虚的一个原因。日常生活中，一些不健康的生活习惯，如在湿冷的环境工作或学习，夏天常吹空调、习惯穿露脐装，冬天不穿保暖裤、喜欢光脚穿鞋，出汗喜欢吹风或洗冷水澡，有熬夜习惯，性生活不节制，常喝冷饮和凉茶，喜爱吃生冷寒凉食物，长期节食或营养不良等都容易导致阳虚体质。这类人群除了饮食补阳之外，还可通过运动促进体内产生阳气。如在户外阳光充足的地方，选择一些低强度、持续时间长的有氧运动，如慢走、慢跑、打太极拳、瑜伽、健身舞等，能有效将动能转换成热能，让自己身体内的"火"旺起来。但这里要强调的是因运动出汗需要补充水分的时候，应选择温水，并要小口喝，不能大量猛饮，以免导致脾胃发胀；运动后应用干毛巾擦汗，而不能直接吹空调或电扇。此外，做好保暖特别是腰腹部、腿和脚的保暖，避免熬夜等也是阳虚体质者保养的关键。保暖采用的方法可以是增加衣物，亦可每天搓后腰、晚上用温水泡脚等，但要强调的是泡脚后要用干毛巾直接擦干，不要自然晾干。而不熬夜则是指每晚 23 点前必须睡觉。这是因为子时（23：00～1：00）正是身体元阳之气萌发的时刻，是养阳的最佳时机。

补阳的食物有哪些

选择补充阳气的食物如牛肉、羊肉、狗肉、羊腰、鹅肉、鲈鱼、鱿鱼、鳗鱼、虾、草鱼、羊奶、韭菜、胡萝卜、扁豆、茴香、茼蒿、黑豆、山药、龙眼、花生、红枣、栗子、糯米、黑米、薏米、甘薯、生姜、大蒜、辣椒、桃子、樱桃、胡桃、菠萝、荔枝、杏、杨梅、普洱、红茶等是大有裨益的；而对于荸荠、冬瓜、黄瓜、苦瓜、西瓜、梨、绿茶等寒凉食物则不宜食用。

🐦 阳虚体质者宜吃食材

牛肉	补中益气、滋养脾胃、强健筋骨
羊肉	补肾壮阳、暖中祛寒、温补气血、开胃健脾
黑豆	补肾滋阴，养血明目，除湿利水
山药	健脾养胃，益肾涩精，生津益肺
韭菜	温肾助阳、益脾健胃、散瘀解毒，降脂

阳虚体质者 三日 推荐食谱

一日三餐	第一天	第二天	第三天
早餐	黑豆粥 花卷 火腿 小菜	羊奶 面包 鸡蛋 酱牛肉	山药扁豆粥 馒头 鸡蛋 小菜
午餐	大米饭 韭菜炒鸡蛋 青椒炒肉	二米饭 黑豆乳鸽煲 茼蒿炒萝卜	大米饭 牛肉炖土豆 清炒西蓝花
晚餐	馒头 山药鲫鱼汤 胡萝卜丝小炒肉	羊肉青菜面 醋熘白菜	发糕 花生瘦肉汤 干煸四季豆

材料

牛肉（肥瘦适中）500克、土豆250克，料酒、葱末、姜末、植物油、盐、清汤各适量。

做法

❶ 将牛肉切成块，用开水烫一下捞出，备用；将土豆洗净，去皮切成小块，用清水浸泡备用。

❷ 锅内加植物油烧热，放入牛肉炒去表面的水分，然后加入清汤、葱末、姜末，用大火烧开，撇去浮沫，转小火，烧至八成熟时，再放入土豆块继续炖，烧至土豆入味并酥烂时，盛入汤碗内即好，撒上盐调味即可。

食谱功效

牛肉富含优质蛋白质，脂肪较低，有补中益气、滋养脾胃、强健筋骨的功效；土豆利于排便，并有和中养胃、健脾利湿等作用，二者搭配，营养更丰富。

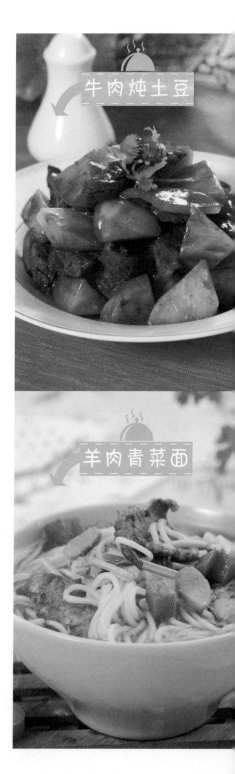

牛肉炖土豆

羊肉青菜面

材料

面条150克，羊肉50克，胡萝卜丁30克，香菜段10克，盐、生抽、植物油、葱段、姜片、蒜片各适量。

做法

❶ 羊肉洗净，切片；锅中倒入少量植物油，烧热后下姜片、葱段、蒜片爆香；放入胡萝卜丁翻炒至熟；放入羊肉片迅速翻炒，稍加些生抽调味，至羊肉片熟。

❷ 开水锅中下入面条煮熟，捞出，将炒好的羊肉片和面条、面汤倒入锅中，略烧，撒上香菜段即成。

食谱功效

羊肉性温热，能补气滋阴、暖中补虚、开胃健力。

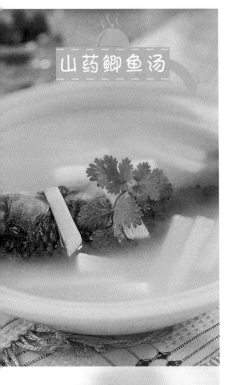

山药鲫鱼汤

🍲 材料

鲫鱼1条（约250克），山药200克，枸杞子10克，姜片、葱段、料酒、盐、植物油各适量。

🥄 做法

❶ 鲫鱼洗净，在背上切两道口；山药去皮，切块，在沸水中煮熟。

❷ 锅中放适量植物油，烧热后下入鲫鱼，将两面煎至微黄；加入适量水，放入姜片、葱段、料酒、山药块、枸杞子，烧开后转小火再烧5~10分钟，加入盐调味即成。

☕ 食谱功效

山药和鲫鱼搭配，不仅易于消化，更能提高免疫力、明目益智、补虚养阳。

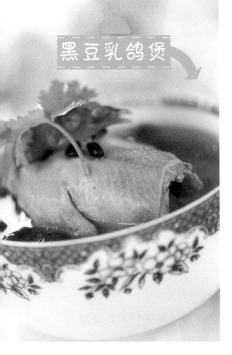

黑豆乳鸽煲

🍲 材料

净乳鸽1只，黑豆100克，莲藕200克，高汤、料酒、陈皮、盐各适量。

🥄 做法

❶ 将乳鸽在沸水中先氽烫一下；将黑豆在炒锅中用小火炒至外皮裂开；莲藕切成块。

❷ 在砂锅中放入适量高汤、料酒、藕块、黑豆、乳鸽、陈皮，大火烧开后转小火炖煮1.5小时至乳鸽肉熟烂，加入适量盐调味，略煮即成。

☕ 食谱功效

此煲能健脾养阳、增强体质，还有补血、美容、抗衰老、预防动脉硬化等功效。

阴虚体质的调理——保阴潜阳

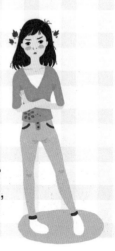

阴虚体质的人，最明显的特征就是热和燥：手脚热，心窝热，口干咽燥，常伴有面色潮红、特别是双颧骨发红，便秘等特点。这类人从体形上看，大多是偏瘦的；从性格上看比较外向，容易兴奋和激动，说话声音比较高，语速也很快；平时闲不住，爱张罗事情；遇事容易着急上火、发脾气。阴虚体质和阳虚体质是相对而言的，如果阴虚长期得不到纠正，就会累及阳气，最终导致阴阳都虚。

▌养阴食物有哪些

日常饮食调养应注意保阴潜阳，宜近清淡，远肥腻厚味、燥烈之品，即可多吃一些滋阴养阴润燥、清热生津的食物。在主食上，大米、小米、薏米、糯米、大麦、黄豆、绿豆、黑豆、松子、芝麻等五谷杂粮都是不错的选择；在副食的选择上，动物性食物以猪肉、鸭肉、兔肉、甲鱼、墨鱼、海参、黄鱼、蟹、海蜇、田螺、鸡蛋、鸭蛋、牛奶等为宜。蔬菜不妨多吃一些银耳、黑木耳、白菜、番茄、芹菜、菠菜、茄子、藕、竹笋、绿豆芽、黄瓜、冬瓜、苦瓜、丝瓜、菜瓜、蘑菇、豆腐、紫菜、海带等。水果可以选择葡萄、柿子、苹果、梨、西瓜、椰子、火龙果、香蕉、菠萝、猕猴桃、枇杷、芒果、荸荠和甘蔗等。

▌伤阴的食物碰不得

日常饮食中，温燥、辛辣、香浓的食物都是伤阴食物，对于阴虚体质的人来说，是不宜食用的。如狗肉、羊肉、锅巴、瓜子、爆米花、荔枝、龙眼肉、杨梅、韭菜、红参、葱、生姜、大蒜、辣椒、胡椒、花椒、肉桂、白豆蔻、大茴香、小茴香、薄荷等最好不要吃。

此外，油煎炸食物同样伤阴。这里包含两层含义。一方面是选择的食物本身为温燥的（如上所述），油煎炸后更易上火；另一方面是食物本身并不是温燥的，但经过油煎炸后，吃后容易让人上火，会伤阴。因此，阴虚体质的人在选择食物的烹调方式上，应以蒸、煮、焖、炖为宜，这样的食物吃起来不容易上火。需要强调的是，在焖肉或炖肉的时候要少放或不放茴香、八角等调料，因为阴虚体质的人吃这些容易上火，尤其是南方有阴虚内热的女性对其特别敏感。

注意调整生活习惯

值得注意的是，阴虚体质的人不适合夏练三伏，特别是不要在烈日酷暑下工作、学习或运动，更不宜出汗太多，否则既上火又伤阴。

阴虚体质者宜吃食材

鸭肉	除湿解毒、滋阴养胃
白菜	益胃生津、清热除烦
芝麻	滋补肝肾、润燥滑肠
黑木耳	益气强身、滋肾养胃、活血排毒
小米	和胃温中、清热安眠

阴虚体质者 三日 推荐食谱

一日三餐	第一天	第二天	第三天
早餐	牛奶 全麦面包 鸡蛋 蔬菜沙拉	黑芝麻核桃糊 花卷 拌墨鱼 小菜	二米粥 紫薯酥饼 鸡蛋 小菜
午餐	大米饭 绿豆芽炒干豆腐丝 木须肉	二米饭 香菇烧鸭肉 醋熘白菜	大米饭 蒸螃蟹 银芽西芹
晚餐	荞麦薄饼 冬瓜虾仁汤 藕片西蓝花炒里脊	馒头 番茄鸡蛋汤 肉末茄子	麻酱凉面 芹菜炒肉 蛋花紫菜汤

材料

虾仁 200 克，冬瓜 300 克，香油、盐各适量。

做法

❶ 将虾去壳，挤出虾仁洗净，沥干水分放入碗内；冬瓜洗净去皮去心，切成小块。

❷ 虾仁随冷水入锅煮至酥烂，再加冬瓜同煮至冬瓜熟，盛入汤碗，加盐、淋上香油即可。

食谱功效

冬瓜能养胃生津、清降胃火，含有多种维生素和人体必需的微量元素；虾仁富含优质蛋白，肉质松软，易消化；二者搭配，不仅美味，营养更佳。

冬瓜虾仁汤

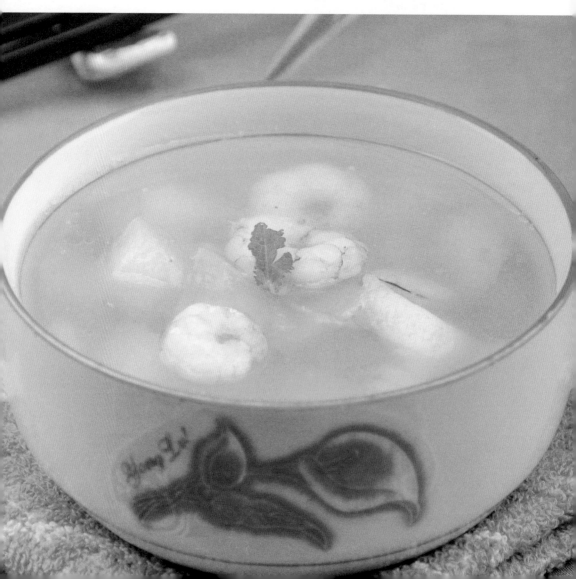

气虚体质的调理——养气益气

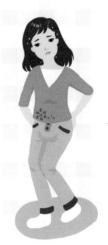

有调查显示，气虚体质的人约占总人群的 12.7%。这类人主要特征是容易出现呼吸气短、虚汗、头晕、健忘等症状，爱感冒、时常感到疲乏无力、面色蜡黄、容易长黄褐斑，特别是女性。从性格上看，多内向、情绪不稳定、胆小。

如何吃能补气

日常饮食中，气虚人群宜多吃一些能补气的食物以益气。

牛肉、鸡肉、鸡蛋、兔肉、猪肉、鲫鱼、鲤鱼、鲢鱼、鹌鹑、黄鳝、黄鱼、比目鱼、虾、小米、大米、糯米、黄米、大麦、山药、甘薯、土豆、菜花、胡萝卜、豆腐、香菇、大枣等都是不错的选择。值得注意的是，气虚体质者不宜多吃荞麦、萝卜缨、生萝卜、香菜、大头菜、大蒜、胡椒、紫苏叶、薄荷、荷叶、菊花、柚子、柑、金橘、橙子、荸荠、槟榔等生冷苦寒或辛辣燥热的食物，避免伤害脾胃。此外，在饮食习惯上，宜细嚼慢咽，不宜过饱，防止出现脾胃发胀。

气虚体质者讲究四季调养

气虚体质者最怕季节转换，气温骤升骤降。所以说严寒酷暑、翻风落雨，最先病倒的往往是气虚体质的人。因此，气虚体质者十分讲究四季调养，应做到"春捂秋少冻，夏温冬平补"。尤其在冬春、秋冬交替季节，一定要注意保暖，防感冒。

气虚体质者，春季以"减酸增甘以养脾气"为主，故少吃山药、大枣、莲藕、糯米等辛温之物；宜适当增加运动，可选择如气功、太极拳、太极剑等柔中含刚的以内养为主的运动，以利于养气、补气，改善体质。补水同阳虚体质者，以温水，小口喝为宜，防止脾胃发胀，促生痰湿。夏季可适当增加党参、西洋参、麦冬、百合、葡萄干等食物，但不宜大运动量运动和曝晒。秋冬季节可适当吃温补食物，如牛肉、羊肉、鸡肉、黄鳝、山药、大枣、龙眼肉、荔枝等。

气虚体质者宜吃食材

鲫鱼	健脾利湿、和中开胃、活血通络、温中下气
鸡蛋	补肺养血、滋阴润燥、扶助正气
豆腐	益气宽中，生津润燥，清热解毒
山药	补脾养胃、益肾涩精、生津益肺
红枣	益气补血、健脾和胃

气虚体质者 三日 推荐食谱

一日三餐	第一天	第二天	第三天
早餐	小米粥 麻酱花卷 鸡蛋 小菜	二米粥 馒头 鸡蛋 小菜	大米粥 糯米红枣年糕 鸡蛋 小菜
中餐	大米饭 小鸡炖蘑菇 胡萝卜炒肉 肉沫雪里蕻	小米饭 牛肉炖土豆 清炒菜花	二米饭 红烧带鱼 扁豆丝炒肉 紫甘蓝鸡蛋豆腐羹
晚餐	花卷 鲫鱼豆腐汤 醋熘白菜	扁豆焖面 香菇乌鸡汤 木须肉	馒头 山药排骨汤 清炒西蓝花

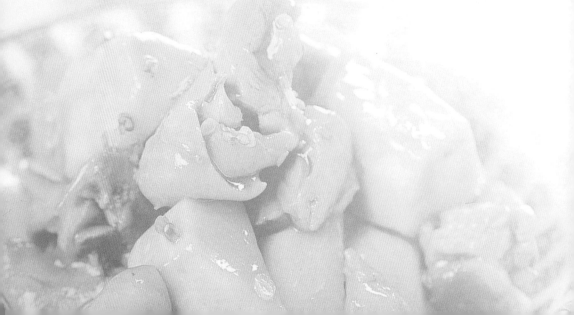

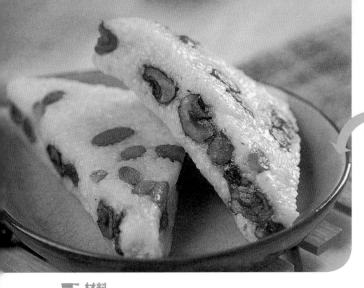

糯米红枣年糕

食谱功效

此食谱有益气补血、健脾和胃的功效。

材料

糯米 500 克，红枣 100 克，绵白糖适量。

做法

①糯米洗净浸泡 1 夜，上笼屉蒸熟；红枣洗净去核，上锅蒸熟。

②将糯米用木棒捣黏，加入红枣揉匀，放入抹了油的盘子中，整平，放凉后将年糕倒出来，切成块即可。

材料

发酵好的面团 500 克，芝麻酱、花椒粉、盐、香油各适量。

做法

①麻酱中加入少许花椒粉、盐和适量香油，搅拌均匀。

②发酵的面团擀成大片，均匀涂抹上拌好的芝麻酱，从一边开始卷至另一边，用刀切成大小均匀的面剂，盖上湿布静置 10 分钟。

③将面剂放入蒸锅笼屉中，蒸熟即成。

麻酱花卷

食谱功效

芝麻味甘、性平，能滋补肝肾、滑肠润燥，适合气虚体质者。如果有早生白发、眼睛干涩、皮肤干燥等问题，将其中的白芝麻换成黑芝麻，补益效果更好。

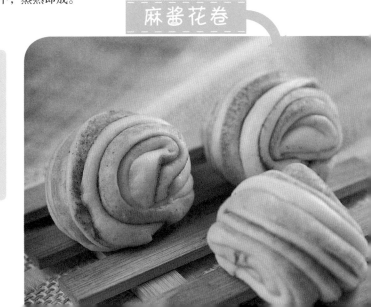

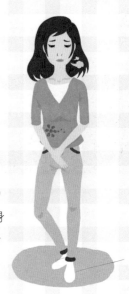

气郁体质的调理——疏通气机

看过《红楼梦》的人都知道，书中描写的林黛玉身材消瘦，个性敏感，心细如发，待人处事不圆滑，长期忧思，也经常有头晕、胸闷等症状，最终在各种打击之下郁郁而终。从中医的角度讲，这是典型的气郁质的表现。中医认为，人体"气"的运行主要靠肝的调节，气郁主要表现在肝经所经过的部位气机不畅，所以又叫做"肝气郁结"。而造成这种现象的大多原因，与人本身的性格有关，急躁易怒，好激动；或郁郁寡欢，疑神疑鬼，久而久之，堵在心里的怨气越来越多，就觉得心烦胸闷，引起气运不畅，肝气郁结。因此，气郁体质调理的关键就在于疏通气机。

这样吃解气郁

日常饮食中，很多食物是有疏肝顺气、理气解郁、调理脾胃作用的，比如大麦、荞麦、高粱米、萝卜、苦瓜、蘑菇、韭菜、茴香、洋葱、大蒜、菊花、花茉莉、玫瑰花、橙子、陈皮等，它们对于调理气郁体质都是大有裨益的。还有一些食物，如南瓜、泡菜、乌梅、青梅、杨梅、草莓、杨桃、酸枣、李子、柠檬等是易滞气凝血的，不建议食用。此外，对于冰激凌、冰冻饮料等寒凉食物，气郁体质者也应忌食。

快乐其实很容易

气郁体质是由于长期情志不畅、气机郁滞而形成。气郁体质的人除了要食用一些疏肝顺气、理气解郁的食物外，更要注意调气机与调情志，让心灵快乐起来。

气郁体质的人在春季、秋季和冬季情绪波动大，这是因为气温回升的春季会造成其情绪的波动或异常，万物凋零的秋冬季节则会加重其悲伤之情。建议当春天来临的时候，不妨做做瑜伽，伸展伸展形体，能有效调畅情志，达到动形而怡神；秋天的时候爬爬山，让身体动起来，则气血通畅，气和则心平；冬天多晒晒太阳也有助于改善心情。

不吃早餐容易促生气郁体质

肝胆主一身的气机，气顺不顺、消化好不好、大便通不通、情绪畅不畅等都和肝胆的功能状态有关。肝胆功能不好，就会导致肝气郁结，促生或加重气郁体质。吃早餐有助于中和胃酸和保护肝脏，减少胰腺炎、胆石症等疾病的发生。早晨空腹时，胆囊内的胆汁经过一夜的贮存，胆固醇饱和度较高。在正常吃早餐的情况下，胆囊收缩使胆固醇随胆汁排出，同时分泌新的胆汁，会降低胆囊中胆固醇的饱和度，胆囊正常"工作"。相反，如果不吃早餐，胆囊就不会收缩，胆汁贮存的时间过久，不容易排泄，如果胆汁总是出现该排泄的时候不能排泄，就会严重影响肝胆疏泄，促发或加重气郁体质。因此，要天天吃早餐，并保证足够营养。

☙ 气郁体质者宜吃食材

大麦	益气和中、回乳消胀
高粱米	和胃温中、缓急止泻
萝卜	行气，清热生津、凉血止血
菊花	散风热、平肝明目
韭菜	温肾助阳、益脾健胃、散瘀解毒

气郁体质者 三 日 推荐食谱

一日三餐	第一天	第二天	第三天
早餐	高粱米甘蔗汁粥 馒头 鸡蛋 小菜	菊花核桃粥 韭菜盒子 鸡蛋 小菜	大麦玉米南瓜粥 花卷 鸡蛋 小菜
中餐	大米饭 牛肉炖萝卜 小炒刀豆丝	二米饭 豆豉鲮鱼油麦菜 苦瓜鸡蛋	大米饭 小鸡炖蘑菇 蒜蓉佛手瓜
晚餐	蟹味菇拌荞麦面 丝瓜鸡蛋汤	荞麦薄饼 酸辣洋葱土豆丝 香菇肉末油菜 蛋花紫菜汤	馒头 青萝卜柑皮煲鸭汤

高粱米甘蔗汁粥

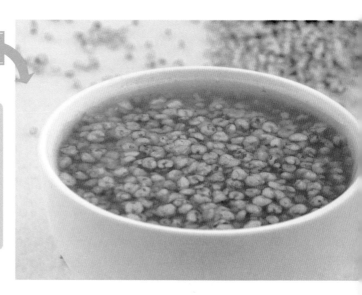

食谱功效

　　甘蔗性寒凉、味甘，能清热解毒、润阴润燥，高粱米和甘蔗汁相配，性平和，味道香甜，能益气生津，健脾与养肝兼顾，气郁者可以适当食用。

材料

　　高粱米 150 克，甘蔗汁 100 克。

做法

① 高粱米洗净，用清水浸泡 1~2 小时备用。

② 锅中放入适量清水，煮沸，将高粱米放开水锅中，再放入甘蔗汁，转小火熬煮成粥即成。

菊花核桃粥

食谱功效

　　菊花是常用的养肝护肝中药，擅长清肝明目；核桃能养血、益智、抗疲劳。经常喝这道粥，对养肝护肝、促进肝脏排毒、补血益气有益。

材料

　　大米 100 克，核桃、白菊花各 15 克，冰糖适量。

做法

① 菊花清洗干净，去掉杂质，用清水煮 10 分钟，滤出药汁；核桃清洗干净。

② 锅中加入适量清水，烧开后放入大米、核桃和煮好的菊花汁，烧沸后转小火煮粥，待粥软烂后，加入冰糖调味即可。

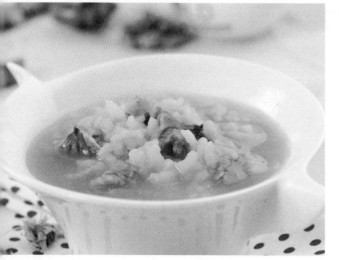

血瘀体质的调理——活血化瘀

血瘀体质顾名思义就是血液循环不顺畅，表现在身体上就是面色晦暗、皮肤粗糙、色素沉着、口唇暗淡等。多因七情不畅，寒冷侵袭，年老体虚、久病未愈等病因引起。特别是女性，一旦形成血瘀体质，很容易出现痛经、月经延后、经血暗紫、月经瘀血块多、乳腺增生、子宫肌瘤、面色口唇晦暗、黄褐斑等症状。中医认为"瘀血不去，新血不生"，所以对于血瘀体质的人来说最重要的就是保持血流的顺畅了，因此血瘀体质的调理关键在于活血化瘀。

这样吃有助于调理血瘀

血瘀体质者的日常饮食中，选择具有行气、活血、化瘀功效的食物是很有必要的。推荐羊血、海参、黄豆、黑豆、胡萝卜、洋葱、韭菜、茴香、黑木耳、香菇、茄子、油菜、芒果、山楂、番木瓜、玫瑰花、陈皮等。红糖、黄酒、葡萄酒等则非常适合血瘀体质的女性调养用，在痛经、经血暗黑、月经血块多、月经延迟等情况下服用最好。醋更适合中老年人血瘀体质有心脑血管疾病倾向者食用，具有保护和软化血管的功效。

苦瓜、花生、柿子、李子、石榴、乌梅、冰激凌等具有寒凉、温燥、油腻、涩血作用的食物则是血瘀体质的大忌。

活血与补血同等重要

中医认为，血瘀大多数是因为情绪长期抑郁，或者久居寒冷地区，以及脏腑功能失调所引起的。血瘀体质调理的关键在于活血化瘀，以保持血液的顺畅。然而，瘀血流走后，补充新鲜血液也很重要。

因此，日常饮食中，除了要选择具有行气、活血化瘀功效的食物外，也要多吃一些能补血养血的食物，如海参、猪肝、羊肉、黑芝麻、黑豆、红豆、海带、黑木耳、胡萝卜、莲藕、山楂、红枣、龙眼肉、桑葚、荔枝、香蕉、草莓等，对预防贫血也有帮助。

此外，血瘀体质的人也要做好保暖，以防寒凝血瘀。再者，血瘀体质的人还要培养开朗、乐观情绪，精神愉悦则气血和畅；适量运动可以增强心肺功能，以帮助消散淤血，促进血液的循环，二者均有利于血瘀体质的改善。

血瘀体质者宜吃食材

山楂	活血化瘀，能改善心肌活力、软化血管
海带	消肿化瘀、活血散经
胡萝卜	补肝明目、清热解毒
黑木耳	益气强身、滋肾养胃、活血排毒
猪肝	补肝、明目、养血

血瘀体质者 三日 推荐食谱

一日三餐	第一天	第二天	第三天
早餐	小米粥 豆沙包 酱牛肉 小菜	牛奶 面包 火腿 鸡蛋 小菜	猪肝粥 花卷 鸡蛋 小菜
中餐	二米饭 洋葱炒鸡蛋 红烧黑鱼	大米饭 木须肉 凉拌莲藕	燕麦饭 蒜蓉西蓝花 牛肉炖土豆
晚餐	南瓜芝麻团 红豆乌鸡汤 醋熘白菜	胡萝卜鸡蛋馅包子 海带汤 肉末茄子	酸辣豆芽拌面 番茄鸡蛋汤 香菇肉末油菜

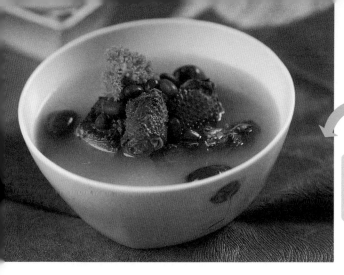

红豆乌鸡汤

食谱功效

此汤有补血活血、强壮身体的作用。

材料

红豆100克，乌鸡仔鸡1只，葱段、姜片、盐、料酒、清汤、植物油各适量。

做法

① 乌鸡斩大块，放入沸水中汆烫后捞出备用。红豆洗净先用清水浸泡2~3小时。

② 锅中下入少量植物油，烧热后放入葱段、姜片爆香，倒入适量清汤、乌鸡块、红豆、料酒，烧开后转小火炖至鸡肉熟烂，加入盐调味即成。

酸辣豆芽拌面

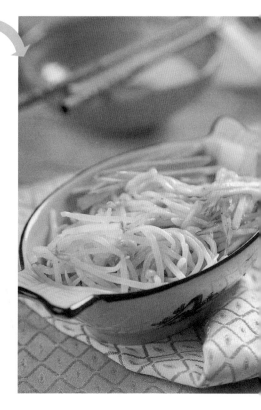

材料

挂面100克，黄豆芽、黄瓜丝、胡萝卜丝各30克，辣椒粉、蒜泥、酱油、米醋、香油各适量。

做法

① 挂面入开水锅中煮熟，捞出过凉，装入盘中。黄豆芽、胡萝卜丝在开水中烫熟，同黄瓜丝一起码到挂面上。

② 取辣椒粉、蒜泥、酱油、米醋、香油各适量放入小碗中，调匀成酸辣汁，将其浇到面上，拌匀即可食用。

食谱功效

此面酸辣美味、清凉爽口，酸辣的口味有助于化瘀活血。

痰湿体质的调理——健脾利湿

随着生活水平的提高，人们生活富足，吃得越来越好，营养相对过剩，同时又缺乏运动，从而导致便秘、肥胖、高血压、高脂血症、脂肪肝、冠心病、糖尿病、脑卒中等疾病的高发。这类疾病在西医中被称为"富贵病"，在中医里对应的则是痰湿体质者易患此类疾病。痰湿体质者大多体形肥胖、腹部肥满，常感胸闷、痰多，容易困倦。其致病的原理是：正常情况下，人吃了食物后，经过脾胃消化和吸收，变成津液等精细微小物质，转运到全身。如果吃进去的食物不能正常地吸收和转运，就变成了中医里面的水湿。"脾为生痰之源，肺为贮痰之器"，水湿积聚过多就形成痰，这些痰和未来得及形成痰的水湿凝聚在一起就是痰湿。痰湿在体内到处流窜，停留在腰间就形成了水桶腰，滞留在肝脏就形成了脂肪肝，等等。

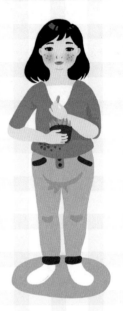

营养过剩容易促生痰湿体质

长期营养过剩的人很容易变成痰湿体质。这是因为过食会影响脾胃的吸收和转运。脾胃就像一个加工厂，如果将其加工能力定为1，但你非要给它1.5倍或2倍的原料（食物），那么勉强加工出来的就不是人体需要的精细微小的营养物质，而是不能用的废物，这是痰湿。这些痰湿停在皮下就是肥胖，留在血液里就会产生高脂血症。此外，营养过剩的人大多喜欢吃一些油腻甜食或加工精细的食物，它们大多具有高脂肪、高热量、低膳食纤维等特点，这类食物一方面不易被人体消化吸收，影响脾胃功能；另一方面也容易引起肥胖、心脑血管疾病等，加重痰湿体质。

这样调理改善痰湿

痰湿体质的调理一方面是改变不良生活习惯，如要生活规律，加强运动，戒烟酒，增加蔬菜、水果等富含膳食纤维的食物等。

痰湿体质者日常饮食要三餐规律，忌暴饮暴食和进食速度过快，吃饭不宜过饱；食物选择以低脂肪、高膳食纤维为宜；烹调方法以蒸、煮、炒为主，不宜煎烤油炸，以避免营养过剩。

饮食上要选择健脾利湿、化瘀祛痰的食物。推荐的食物有兔肉、鲢鱼、泥鳅、河虾、带鱼、薏米、扁豆、红豆、蚕豆、栗子、山药、白萝卜、冬瓜、芥菜、韭菜、香椿、佛手、紫菜、洋葱、辣椒、大蒜、葱、生姜、大枣、荸荠、木瓜、柠檬、樱桃、杨梅等。

🦆 痰湿体质者宜吃食材

薏米	健脾利湿、美肤瘦身
冬瓜	利尿消肿、清热、止渴、解毒、减肥
山药	补脾养胃、益肾涩精、生津益肺
韭菜	温肾助阳、益脾健胃、散瘀解毒、降血脂
香椿	清热解毒、健胃理气、润肤明目

痰湿体质者 三 日 推荐食谱

一日三餐	第一天	第二天	第三天
早餐	薏米茯苓奶 馒头 鸡蛋 小菜	大米粥 紫薯花卷 火腿肠 小菜	山药扁豆粥 鸡蛋 小菜
中餐	大米饭 板栗鸡翅 虾皮炒佛手	二米饭 红烧带鱼 香椿拌豆腐	大米饭 洋葱炒肉 蚝油浸芥菜
晚餐	二米饭 清炒白萝卜 青椒炒肉	豆沙包 薏米兔肉煲	花卷 冬瓜虾仁汤 芹菜炒肉

薏米茯苓奶

材料

薏米粉 10 克，白茯苓粉 5 克，牛奶 250 毫升，白砂糖适量。

做法

① 牛奶煮沸后加入薏米粉、白茯苓粉、白砂糖。

② 煮 5 分钟，并不断搅拌至均匀即可。

食谱功效

薏米茯苓酸奶有健脾利湿、养颜排毒的功效。

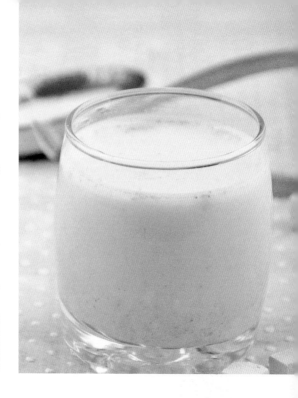

板栗鸡翅

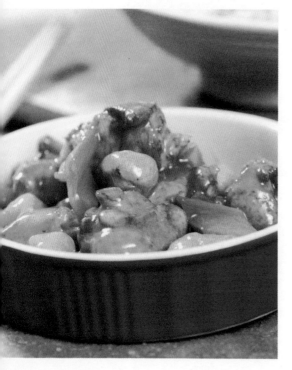

食谱功效

痰湿体质者应注意三餐搭配合理，鸡肉搭配栗子，营养丰富，对改善脾胃功能有帮助。

材料

鸡翅 500 克，板栗 300 克，植物油、姜、料酒、酱油、大料、冰糖、盐适量。

做法

① 将鸡翅洗净剁成小块，放入清水中泡去血沫；板栗去壳后用开水烫 5 分钟，将皮剥掉；再用油炸至金黄色，沥干油待用。

② 炒锅烧热，放入 2 汤匙植物油，放入鸡翅炒至变色，用适量料酒、酱油、冰糖、姜、大料一起炒至出香味。

③ 加入肉汤或者开水，以没过鸡翅为准，烧开后撇去浮沫，加盖转小火将鸡翅炖熟。等鸡翅熟透后加入炸好的板栗，再用小火炖 10 分钟，待鸡翅和板栗酥软，开盖转大火将汤汁收浓，最后用盐调味即可。

材料

兔肉 500 克，薏米 100 克，冬瓜片 200 克，料酒、姜片、盐、高汤各适量。

做法

❶ 兔肉洗净，切成大块，入沸水中氽烫；薏米淘洗干净，浸泡 4 小时备用；冬瓜洗净切块。

❷ 砂锅内倒入高汤、兔肉块、薏米、姜片、料酒，煮沸后撇去浮沫，小火炖 1~2 小时至兔肉熟烂，加入冬瓜块略煮至熟，加盐调味即可。

食谱功效

兔肉是一种高蛋白、低脂肪的食物，其蛋白质含量比牛肉高，脂肪含量却只有牛肉的 1/5，被称为"保健肉""荤中之素""美容肉"等，中医认为其能补中益气、清热解毒。这道汤能清热利湿、解毒，适合在夏季吃。兔肉性凉，不宜经常吃。

薏米兔肉煲

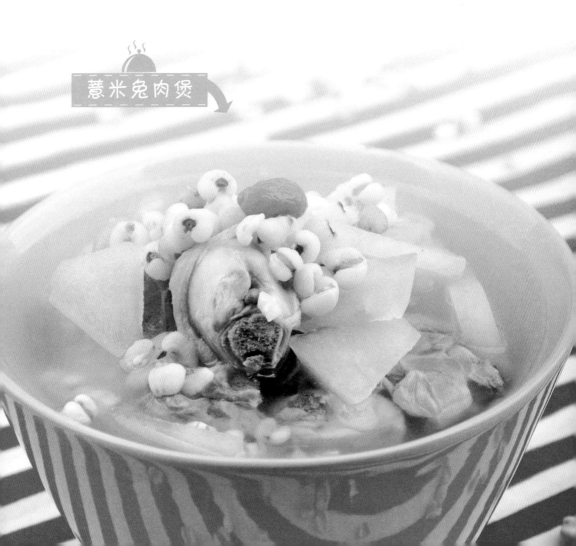

湿热体质的调理——清热祛湿

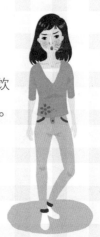

　　长期熬夜、吸烟、饮酒、情绪压抑、在湿热环境下生活或饮食喜油腻甜食等，极容易使人体遭受湿热侵袭，形成湿热体质。主要表现为脸色发黄、油腻发暗、长"痘痘"，头发易脏，口干、口臭、体味较大，大便黏腻或燥结、排便困难，容易疲乏、不爱动，脾气烦躁等症状。这类人群的调理重点是疏肝利胆、清热祛湿。

这样调理改善湿热

　　饮食上不宜暴饮暴食、酗酒，以清淡、少油腻、少甜饮食为主，辣椒、羊肉、狗肉等辛辣燥烈、大热大补的食物不宜吃；韭菜、生姜、胡椒、花椒等甘温滋腻，以及火锅、煎烤油炸等辛温助热的食物也要少吃，这样有助于保持良好的消化功能。

　　食物宜选择具有清热、除湿功效的食物，如鲫鱼、鸭肉、红豆、绿豆、豆芽、薏米、莲子、山药、芹菜、黄瓜、西葫芦、冬瓜、苦瓜、丝瓜、茄子、莲藕、番茄、香菜、西瓜、乌梅、木瓜等，既利于祛湿又能清热。

　　此外，不熬夜、保证睡眠质量，有时间练练气功、打打太极、做做瑜伽等，对湿热体质的人也是大有裨益的。

四季这么调养不犯错

　　湿热体质的人在进行四季调养的时候应遵循春季勤舒展，夏季祛湿热，秋季多清润，冬季不多补的原则。这是因为春天多做肌肉关节拉伸运动，能利肝胆，便于通泄。夏天湿热重，特别是南方的盛夏暑湿更重，不利于体内湿热排泄；可以适当喝水或者饮用祛暑清热利湿的凉茶；如果环境又湿又热又闷，亦可开空调调节。秋天多干燥，多吃一些蔬果和汤，特别是冰糖雪梨，能润燥清肺；每天早上喝一小杯蜂蜜水或淡盐水，能起到很好的润肠通便作用。温热体质者冬天时不宜多补，特别是不要过多吃火锅，羊肉、狗肉等性质燥热的食物，以免加重湿热。

此外，湿热体质者的皮肤很容易感染，所以无论哪个季节，一方面这类人的皮肤要常保持清洁，以防因"长痘"而导致的化脓或感染；另一方面衣物最好选择天然纤维、棉麻、丝绸等质地的，并要宽松，防止皮肤因过敏或破溃而发生感染。

湿热体质者宜吃食材

薏米	健脾利湿、美肤瘦身
红豆	除热毒、消胀满、利小便、通乳
鸭肉	除湿解毒、滋阴养胃
冬瓜	利尿消肿、清热、止渴、解毒、减肥
山药	补脾养胃、益肾涩精、生津益肺

湿热体质者 三日 推荐食谱

一日三餐	第一天	第二天	第三天
早餐	红豆粥 馒头 火腿 小菜	菱角薏米糯米粥 素馅包子 鸡蛋 小菜	豆浆 猪肉包子 小菜
中餐	大米饭 豇豆藕丁炒肉末 芹菜炒粉	二米饭 西葫芦炒虾仁 肉末茄子	大米饭 豆芽炒肉 苦瓜甘蓝
晚餐	紫薯花卷 山药鲫鱼汤 凉拌黄瓜	丝瓜鸡汤面	土豆饼 莲子老鸭汤 肉末蒸冬瓜

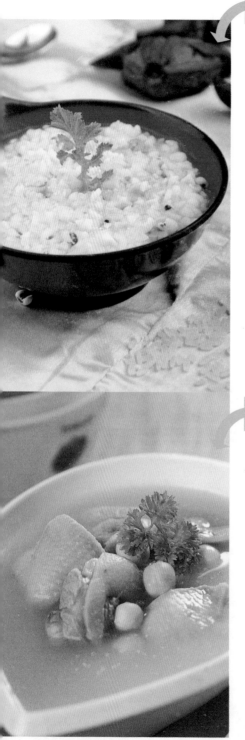

菱角薏米糯米粥

 材料

糯米 100 克，薏米 50 克，菱角 100 克。

做法

① 菱角煮熟后取肉，切碎备用；糯米、薏米洗净，提前浸泡 2~3 小时。

② 锅中加适量清水，煮沸后加入泡好的糯米、薏米，煮开后转小火慢慢熬粥，粥快熟时下入菱角碎，煮烂后即成。

食谱功效

本粥能益气健脾、利水渗湿、止泻，可辅助治疗脾虚泄泻，适合湿热体质者。

莲子老鸭汤

材料

老鸭肉 400 克，莲子 50 克，葱段、姜片、料酒、盐、植物油各适量。

做法

① 老鸭肉洗净切大块，氽烫后备用；莲子洗净后用清水泡发。

② 锅中放入适量植物油，烧热后下入葱段、姜片煸香；加入足量清水、老鸭肉块、莲子、料酒，烧沸后撇去浮沫，转小火炖至肉烂，加盐调味即成。

食谱功效

此汤清润可口，能利水祛湿、健脾开胃、滋养容颜。

西葫芦炒虾仁

材料

西葫芦 250 克，虾仁 50 克，水淀粉 2 勺，盐、植物油各适量。

做法

❶ 虾仁洗净，去掉虾线；西葫芦去皮，切片，备用。

❷ 锅内放植物油，烧热后放入切好的西葫芦片，翻炒一会儿；再放入虾仁继续翻炒，加盐调味，最后用水淀粉勾芡即成。

食谱功效

此菜营养非常丰富，不仅能清热利尿、润泽肌肤，还能提高身体免疫力。

豇豆藕片炒肉末

材料

豇豆、藕各 200 克，瘦猪肉 50 克，植物油、盐、料酒各适量。

做法

❶ 豇豆切成长条；藕去皮，切成片；瘦猪肉剁成肉泥，加盐、料酒搅拌后备用。

❷ 锅中加水烧开，豇豆入水焯一下，然后马上用冷水将豇豆冲凉。

❸ 锅热后，放入植物油烧热，倒入豇豆煸炒 20 秒左右；再加入肉泥再翻炒至熟；再放入藕片略翻炒，撒上盐调味即成。

食谱功效

此菜能清热降火、解毒除湿、健脾开胃，十分美味！

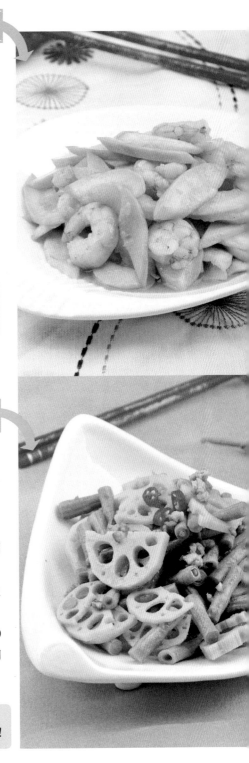

过敏体质的调理——防敏脱敏

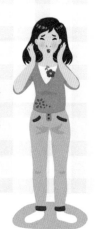

在日常生活中，有不少人会对化妆品、酒精、金属、药物、食物、气味、花粉过敏；有的人即使不感冒也经常鼻塞、打喷嚏、流鼻涕、容易患哮喘；有的人皮肤容易起荨麻疹，这些都是过敏体质的表现。

这样调理不过敏

过敏体质调理的关键就是防敏脱敏。日常饮食中，一方面是指在饮食习惯上宜清淡、均衡，即粗细搭配适当，荤素配伍合理；另一方面要选择益气固表的食物，以提升身体的抵抗力。羊肚、泥鳅、小米、玉米、高粱、红枣、黑枣、糙米、燕窝、金针菇、胡萝卜、蜂蜜等食物都是防过敏很好的选择。当然，日常饮食调养仅是一方面，远离过敏原，生活规律，积极参加体育锻炼、增强体质也是很重要的。

当心容易诱发过敏的食物

日常饮食中，一些辛辣、腥膻和含致敏物质的食物如牛肉、鹅肉、鲤鱼、虾、龙虾、贝类、蟹、蛋、牛奶、蕨、竹笋、菠菜、芥菜、蚕豆、白扁豆、黄豆、豌豆、芋头、花生、核桃、腰果、杏仁、胡桃、辣椒、芒果、草莓、浓茶、咖啡、巧克力、可乐、茶、可可、酒等很容易诱发过敏，应注意。此外，不新鲜的鱼、残留农药的青菜、含酒精的饮料或菜肴以及高脂肪、高热量的膳食也极易诱发过敏；还有很多过敏体质者会对食品添加剂过敏，因此蜜饯、果脯等这类含有添加剂的食物宜少吃，以免诱发哮喘。

过敏体质者宜吃食材

小米	和胃温中、清热安眠
玉米	防癌降糖、利水消肿
高粱	和胃温中、缓急止泻
糙米	补中益气、止泻除烦
胡萝卜	补肝明目、清热解毒

过敏体质者 三日 推荐食谱

一日三餐	第一天	第二天	第三天
早餐	二米粥 韭菜盒子 小菜	燕麦粥 胡萝卜肉馅包子 小菜	甘薯粥 香菇油菜肉馅饺子 小菜
中餐	馒头 玉米排骨汤 醋熘西葫芦丝	大米饭 炒土豆丝 木须肉	二米饭 南瓜炖泥鳅 拌黄瓜
晚餐	木耳香菇炒窝头 藕片西蓝花炒里脊 丝瓜汤	糊塌子 白菜炒肉丝 苦瓜绿豆汤	金针菇青菜汤面 肉末蒸冬瓜

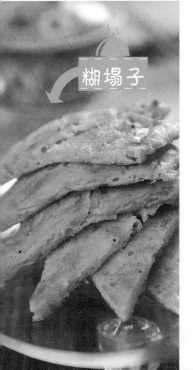

糊塌子

材料

面粉 500 克，玉米面 100 克，西葫芦 250 克，葱花、盐、植物油各适量。

做法

❶ 西葫芦切成丝备用；面粉、玉米面、西葫芦丝、葱花、盐混匀，加入适量温水拌匀呈稀糊状，以比普通烙饼面糊稀一些为宜。

❷ 将平底锅烧热，倒入少许植物油滑锅，用勺子将面糊舀到平底锅里，摊平，用小火慢慢煎，一面熟后翻面，煎至两面均呈金黄色为宜；起锅切块装盘即成。

食谱功效

西葫芦含有一种干扰素诱生剂，能刺激身体产生干扰素，平衡人体的免疫力，对预防过敏有益。玉米也能平衡免疫力，减少过敏反应的发生。

木耳香菇炒窝头

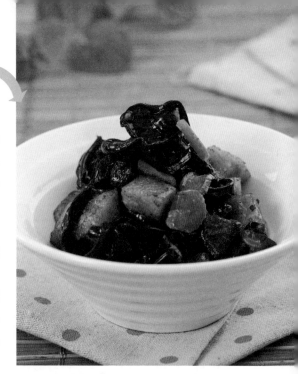

材料

黑木耳50克，香菇5朵，玉米面窝头300克，葱3根，姜片适量，料酒1小匙，高汤少许，盐、味精各少许，生抽1大匙，植物油适量，香油少许。

做法

① 将窝头切丁备用；黑木耳、香菇用水泡发后余烫，切丁；葱切段。

② 锅中加植物油，放入葱段和姜片煸香；加入黑木耳、香菇煸炒，烹入料酒，加少许高汤，放入窝头翻炒；加盐、味精、生抽调味翻炒，淋上香油即成。

食谱功效

黑木耳、香菇都是非常有益的菌类。香菇含有香菇多糖，能提高人体免疫功能。黑木耳能吸附肠道中的毒素并促进其排出。玉米面也有提高人体免疫力的作用。三者搭配，适合过敏体质者食用。

苦瓜绿豆汤

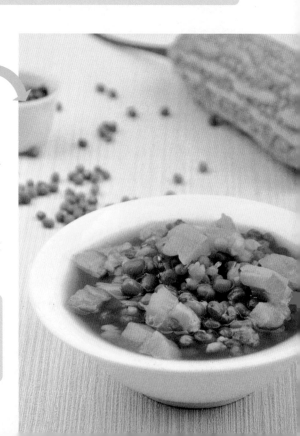

材料

苦瓜1根，绿豆50克，冰糖适量。

做法

① 苦瓜洗净，去子，切成小丁，放入沸水中余烫一下去除部分苦味；绿豆洗净，提前浸泡一夜。

② 绿豆连同浸泡的清水一同倒入锅中，烧开后转小火炖至开花；下入苦瓜丁，再煮5分钟，加入冰糖调味即成。

食谱功效

绿豆能祛浮风、滋润皮肤、清热毒；苦瓜能清心、明目、泻火。这道汤能清热、解毒，对改善湿疹、痤疮等有益。

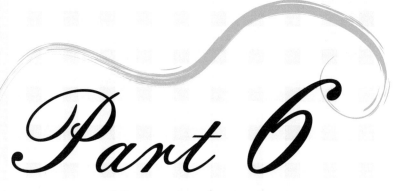

Part 6

一日三餐，健康问题巧调理

日常饮食中，三餐不规律，特别是不吃早餐，暴饮暴食、偏食挑食、胡乱节食、狼吞虎咽等各类饮食恶习，会导致人们摄入的能量过多或不足，营养素不均衡，从而引起营养不良、肥胖、贫血、胃病、低血糖、糖尿病、痛风、高血压、动脉粥样硬化、抑郁等疾病。而调整膳食结构、规律三餐、摄入合适的食物对防治上述疾病大有裨益。

肥胖

肥胖不仅影响形体美，而且给我们日常生活带来不便，而且肥胖是高血压、糖尿病等诸多疾病的危险因素，更会引起多种并发症，加速衰老和死亡。肥胖可以说是疾病的先兆、衰老的信号。有调查显示，我国成人超重率为 22.8%，肥胖率为 7.1%。毫无疑问，减肥已经成为当下最流行的词汇，也是我们日常生活中最关注的细节之一。

胖子是一口一口吃出来的

对现代人来说，造成肥胖的主要原因是营养过剩。而膳食结构不合理如三餐混乱，暴饮暴食，不吃早餐，午饭和晚饭吃过量；高脂肪、高糖食物吃得太多，而蔬菜、水果、粗粮等富含纤维素的食物吃得太少等，这些均会引起营养过剩，从而导致肥胖。从这个层面上讲，肥胖与饮食密切相关。更确切地说，胖子是一口一口吃出来的。因此，规律三餐，调整膳食结构，常吃芹菜、韭菜、胡萝卜、荠菜、菠菜、蚕豆、豌豆苗、菠萝、草莓、荸荠、燕麦、玉米、薏米、甘薯、芋头、高粱米等脂肪含量低、膳食纤维高的食物对防治肥胖大有裨益。此外，适当增加运动量和频次，以消耗多余的能量也是对抗肥胖的方法之一；而对于病理性肥胖者，比如因内分泌失调或心理原因导致的肥胖等，则应积极就医。

"吃主食容易发胖"是误区

很多人认为"吃米饭、面食等主食容易发胖"，其实不然。能量过剩才是导致肥胖的罪魁祸首。米饭、面食等主食富含碳水化合物，1 克碳水化合物或蛋白质在体内可产生 4 千卡热量，而 1 克脂肪产生 9 千卡热量，也就是说同等重量的脂肪产生的热量是碳水化合物的 2.2 倍。同时，由于富含脂肪的食物，如油炸食品、动物性食品等口感好，可以刺激人的食欲，使人吃入更多的能量。因此，进食米饭、面食等富含碳水化合物的主食，并不容易造成能量过剩使人发胖。

这样吃才正确

肥胖的人不能盲目地不吃饭，而应科学饮食。

从能量的摄入上来看，每天宜控制在 800~1000 千卡，以保证能从事正常活动。

再看食物的种类和数量，以选择鱼虾、瘦肉、奶、水果、蔬菜和谷类食物为主，少吃或不吃肥肉等油脂含量高的食物；三餐食物总量在 500 克（1 斤）左右，以保证蛋白质、脂肪和碳水化合物提供的能量分别占总能量的 25%、10% 和 65%。当然，在食物的制作上，炒、煮、拌等烹调方法是远远好于煎炸的。

肥胖者还应改掉暴饮暴食、吃零食和偏食等不良的饮食习惯。

肥胖者宜吃食材

薏米	健脾利水、美肤瘦身
燕麦	美容减肥、降糖降脂
玉米	防癌降糖、利水消肿
冬瓜	利尿消肿、清热、止渴、解毒、减肥
苦瓜	健脾开胃、利尿活血、防癌抗癌、降"三高"

肥胖者 三日 推荐食谱

一日三餐	第一天	第二天	第三天
早餐	玉米松仁粥 花卷 鸡蛋 小菜	二米粥 紫薯馒头 鸡蛋 小菜	山楂木耳粥 馒头 鸡蛋 小菜
午餐	二米饭 芹菜炒肉 炒土豆丝	大米饭 蚕豆番茄虾仁 炒三丁	燕麦饭 牛肉炖土豆 拌黄瓜
晚餐	花卷 冬瓜虾仁汤 洋葱炒肉	大米饭 芋头烧鹅 凉拌豌豆苗	西葫芦饼 青椒炒肉 薏米桂花银耳羹

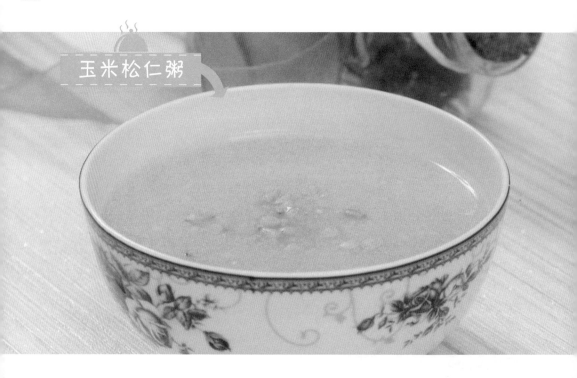

玉米松仁粥

材料

玉米面 50 克，熟松仁 15 克，白糖少许。

做法

❶ 玉米面同熟松仁一起加少量清水调匀；锅中加少量水，烧开，下入玉米面，用勺子沿一个方向搅拌，直至玉米面均匀散开呈稀糊状。

❷ 关火，根据个人口味加少量白糖调味即可。

食谱功效

这道杂粮粥热量低、膳食纤维多，特别适合肥胖者食用。玉米中含有丰富的维生素 A，对眼睛健康有益，但维生素 A 是脂溶性维生素，只有溶解在油脂中才能发挥更好的补益作用，而松仁富含油脂，二者相辅相成。

材料

豌豆苗 70 克，盐、香油、米醋各适量。

凉拌豌豆苗

做法

❶ 将豌豆苗先择洗干净，切成长段，放到盘子里。

❷ 将少许盐撒在豌豆苗表面，拌匀，腌制 5 分钟，加入适量米醋和几滴香油，拌匀即成。

食谱功效

豌豆苗富含维生素 C、胡萝卜素、钙和膳食纤维等，味道鲜美独特，用凉拌的方法能减少油脂摄入，对减肥非常有益。

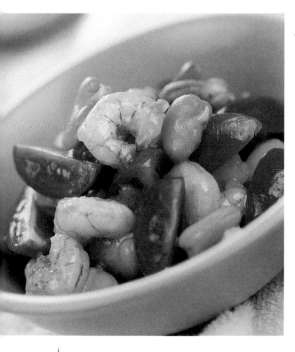

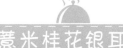
蚕豆番茄虾仁

材料

番茄 200 克，虾仁 10 克，蚕豆 100 克，植物油、盐、鸡精、鸡蛋清、淀粉、葱花、姜末各适量。

做法

❶ 虾仁洗净控干水分，加鸡蛋清、淀粉和少量盐拌匀上浆；将番茄切成小块；蚕豆入沸水中煮熟。

❷ 锅中放适量植物油，下入虾仁，略炒后盛出。

❸ 锅中再放少量植物油，下入葱花、姜末炒香；倒入番茄、虾仁和蚕豆翻炒至熟，加入少量盐和鸡精调味即可。

食谱功效

虾仁肉质肥美，蛋白质含量高而脂肪含量低，虾仁中含有的牛磺酸还能降低血压和胆固醇，适合肥胖和高血压人群食用。

薏米桂花银耳羹

材料

薏米 50 克，干银耳 30 克，糖桂花、冰糖、水淀粉各适量。

做法

❶ 薏米去除杂质，洗净后用清水浸泡 2 小时；干银耳撕成小朵，用清水泡发。

❷ 锅中加适量水烧开，下入薏米，烧开后转小火煮 30 分钟，再下入银耳、冰糖煮 20 分钟，用水淀粉勾芡，撒上糖桂花即成。

食谱功效

此羹味道好，并有利水减肥的功效。

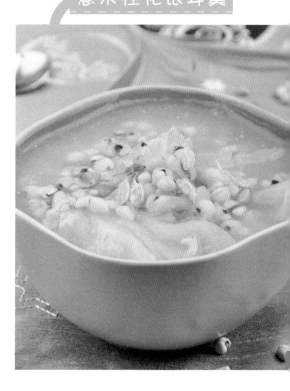

糖尿病

最新调查显示，我国糖尿病患者超过 9700 万人，并且有年轻化的趋势。糖尿病已经成为当今社会威胁人类健康的"慢性杀手"。控制危险因素是防治糖尿病的重要手段。膳食不合理，特别是经常采用"高脂肪、高能量和低膳食纤维"的饮食结构，再加上运动量不足，生活压力大，吸烟酗酒等原因，极易引起糖尿病的发生。换句话说，如果能从日常饮食着手，调整饮食的种类和结构，对延缓甚至避免此病的发展是很有益处的。此外，糖尿病患者坚持服药、采纳控制体重、戒烟限酒、适当运动、劳逸结合、心理平衡等健康的生活方式对控制疾病也是不容忽视的。

糖尿病患者三餐怎么吃

糖尿病患者应根据血糖、尿糖升高的时间、用药时间和病情是否稳定等情况，并结合饮食习惯合理分配餐次，"少食多餐、定时定量、加餐不加量"是基本原则。每日三餐中早、中、晚能量按照 25%、40%、35% 的比例分配。此外，在每天摄入总能量不变的情况下，适当增加餐次有利于改善糖耐量并可预防低血糖的发生，因此在口服降糖药或注射胰岛素之后容易出现低血糖的患者，可在 3 次正餐之间加餐 2~3 次；但加餐量应从正餐的总量中扣除，做到"少食多餐、加餐不加量"。

你来说，我计算

糖尿病患者每天吃多少食物、食物总能量以多少为宜是有要求的。一般来说，可根据患者的体型和劳动强度，对每天允许摄入的能量进行估算。以某位男性糖尿病患者为例，身高 1.72 米、体重 90 千克，属于中度体力劳动者，其每天通过膳食摄入的总能量计算方法如下。

首先要采用体质指数（BMI）进行体型的划分。BMI 是体重（千克）除以两次身高（米）的值。我们将 BMI 在 18.5~24.9 千克／平方米的范围定为正常体型，低于 18.5 千克／平方米的为消瘦，大于 25 千克／平方米的为超重，大于 30 千克／平方米的为肥胖。此男性患者计算后 BMI 值为 30.4 千克／平方米，属于肥胖。对照表 1，他每天食物供给的能量最多是 29.9 千卡／千克 ×90 千克 =2691 千卡。

表 1　成年糖尿病患者每天能量供给量（千卡 / 千克）

体型	卧床	轻体力劳动	中体力劳动	重体力劳动
消瘦	20.1 ～ 25.1	34.9	39.9	44.9 ～ 50.0
正常	15.1 ～ 20.1	29.9	34.9	39.9
超重 / 肥胖	＜ 15.1	20.1 ～ 25.1	29.9	34.9

▎这杆大秤不能丢

　　食物血糖生成指数（GI）应是糖尿病患者心中的一杆秤，可帮助其选择合适的食物。这是因为与葡萄糖相比，GI 能反映食物升高血糖的速度和能力，可以衡量某种食物或膳食组成对血糖浓度影响的程度。将葡萄糖的血糖生成指数定为 100，通常食物血糖生成指数大于 70 为高 GI 食物，小于 55 为低 GI 食物，值为 55 ～ 70 为中 GI 食物。通常，糖尿病患者宜选择低 GI 的食物，比如花生、绿豆、四季豆、牛奶、柚子、鲜桃、苹果等都适合其食用（表 2）。

表 2　常见食物的血糖生成指数（GI）

食物名称	GI	食物名称	GI	食物名称	GI
馒头	88	玉米粉	68	可乐	40
白面包	88	土豆（煮）	66	扁豆	38
大米饭	83	大麦粉	66	梨	36
面条	82	菠萝	66	苹果	36
烙饼	80	荞麦面条	59	苕粉	35
玉米片	79	荞麦	54	藕粉	33
熟甘薯（红）	77	甘薯（生）	54	鲜桃	28
南瓜	75	香蕉	52	牛奶	28
油条	75	猕猴桃	52	绿豆	27
西瓜	72	山药	51	四季豆	27
苏打饼干	72	酸奶	48	柚子	25
小米（煮）	71	柑橘	43	大豆(浸泡、煮)	18
胡萝卜	71	葡萄	43	花生	14

来源：杨月欣主编《中国食物成分表 2002》

主食可以这么吃

糖尿病患者宜选择富含碳水化合物的主食，成年患者每天主食控制在250~400克（5~8两），肥胖者在200~250克（4~5两）为宜，以确保由碳水化合物提供的能量占全天总能量的50%~60%。这里要强调一下，对于刚实施食物控制的患者，主食应严格控制在250克（5两）以内，经过一段时间治疗症状有所改善后，如血糖下降、尿糖消失，可逐渐向400克（8两）调整。

在主食种类选择上，五谷杂粮堪称尖兵。小麦、荞麦、燕麦、粳米、大麦、糯米、薏米、花生、绿豆、黑豆等富含膳食纤维，均有助于降低食物血糖生成指数、改善糖耐量；而山药从中医角度看，则有降低血糖、血脂的食疗功效。

动物性食物不多吃

为防止或延缓心脑血管并发症，糖尿病患者每天吃入的脂肪不宜多。将烹调油及食物中所含的脂肪全算在内，由脂肪提供的能量占全天的总能量不宜超过20%~25%。在烹调油的选择上，宜用橄榄油、茶子油、亚麻子油、芥花油、核桃油等，这是因为其脂肪以单不饱和脂肪酸为主，既避免了多不饱和脂肪酸易在体内引起的氧化损伤，又防止了饱和脂肪酸导致的血脂上升。

为避免出现负氮平衡，糖尿病患者需要吃一些富含蛋白质的食物，但由蛋白质提供的能量占全天总能量不宜超过12%~20%，而且至少1/3是优质蛋白质，可选择牛奶和大豆制品等；鱼和肉可以吃但不宜多；鸡蛋每天不宜超过1个，以控制胆固醇的摄入量。此外，脑、肝、肾等动物内脏因胆固醇含量高，也应避免食用。必须强调的是，糖尿病肾病患者，应根据肾功能的损害程度，在医生指导下适当减少蛋白质的摄入量。

多吃富含膳食纤维的食物

膳食纤维最重要的一个作用就是清理肠道。在日常饮食中注意摄入膳食纤维对控制血糖也功不可没。膳食纤维有可溶性和不溶性两种，其中可溶性膳食纤维在水果、豆类、海带等食品中含量较多，可以通过吸水膨胀，吸附并延缓碳水化合物在消化道内的吸收，使餐后血糖和胰岛素水平减低，同时还兼有降低胆固醇的作用；不溶性膳食纤维存在于谷类和豆类的外皮及植物的茎叶部，能促进肠道蠕动，加快食物通过肠道，减少吸收，具有间接缓解餐后血糖升高和减肥的作用。因此，糖尿病患者每天宜吃一些富含膳食纤维的食物，如小麦、荞麦、燕麦、芹菜、韭菜等。

吃水果要谨慎

水果中含有大量的维生素、纤维素和矿物质，这些营养素对糖尿病患者是有益的，也是必需的。所以糖尿病患者要吃水果，并应遵循"五要五不要"。

首先，要少吃，不要一次大量地吃。比如西瓜含糖虽少，但吃上 500 克（1 斤）一样会使血糖升高，所以食用量要计算控制。

其次，要在两餐之间或睡前进食，不要空腹或餐后吃水果。一般以在上午 9 点到 9 点半，下午 3 ~ 4 点，晚上 9 点左右进食为宜。这样吃既能预防低血糖，又可保持血糖不发生大的波动。

第三，要视病情而吃，不要随意吃。病情允许才吃，血糖控制不好时少吃或者不吃。

第四，要低糖，不要吃含糖量高的水果。干枣、龙眼、柿饼、葡萄、荔枝、红枣等这些含糖量都很高的水果不要吃；番石榴等含糖量较低，可以吃一些。

第五，要计算热量，不要餐餐吃水果。要把水果的热量算在总热量里，每天吃 200 克（4 两）水果，如梨、苹果、桃等，可减主食 25 克（半两），也可以与其他类别的食品等份交换，但不宜每餐都吃水果。

糖尿病患者宜吃食材

荞麦	开胃通便，降血压、降血糖、降血脂
燕麦	美容减肥、降糖降脂
糙米	补中益气、健脾止泻；血糖生成指数低，适合糖尿病患者食用
玉竹	含有黏多糖、玉竹果聚糖等，味甘、性微寒，具有降低血糖、血脂等功效
玉米	防癌降糖、利水消肿

糖尿病患者 三日 推荐食谱

一日三餐	第一天	第二天	第三天
早餐	豆浆 荞麦薄饼 鸡蛋 凉拌生菜	牛奶 鸡蛋 全麦面包 拌海带丝	黑芝麻糙米粥 杂粮馒头 鸡蛋 拌黄瓜
午餐	糙米饭 蘑菇炒肉片 什锦山药粒 冬瓜海米	花卷 山玉乳鸽煲 蒸南瓜 炒三丁	玉米饼 木须肉 蒜蓉西蓝花 番茄鸡蛋汤
晚餐	绿豆粥 青椒炒肉 凉拌菠菜	燕麦饭 清炒豆芽 洋葱炒肉	糙米馒头 莲藕炒肉片 银芽西芹 紫菜汤

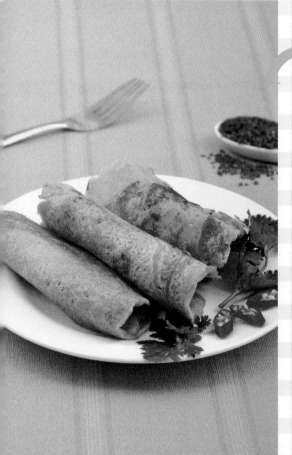

荞麦薄饼

材料

低筋面粉 50 克，甜荞麦粉 100 克，牛奶 220 毫升，盐少量。

做法

❶ 低筋面粉过筛后同荞麦粉一起混匀，倒入牛奶，用勺子搅拌成糊状。

❷ 舀两大匙面糊放入平底锅中，用勺子背将面糊摊成圆饼状，两面煎熟即成。

食谱功效

荞麦不仅血糖生成指数低，其铁、锰、锌等微量元素含量也比一般谷物丰富，且富含膳食纤维，具有改善便秘及控制血糖等功效，非常适合糖尿病患者食用。

什锦山药粒

材料

山药 150 克，豌豆 50 克，红彩椒 1 个，玉米粒 100 克，植物油、盐各适量。

做法

① 山药洗净，去皮，切小丁；红彩椒切小丁；将山药丁、红彩椒丁、玉米粒、豌豆分别放入沸水中汆烫，捞出沥干水分。

② 锅中放少量植物油，烧热后下入山药丁、红彩椒丁、玉米粒、豌豆，翻炒至熟，加少量盐调味即成。

食谱功效

这道菜用玉米、豌豆、山药等并搭配蔬菜，营养丰富、热量低，适合糖尿病、高血压人群食用。

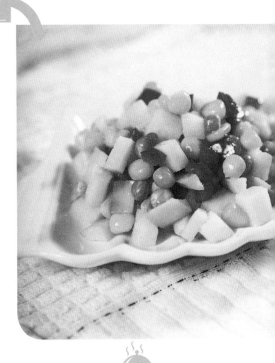

山玉乳鸽煲

材料

净乳鸽 2 只，山药 100 克，玉竹 15 克，枸杞子 10 克，盐、料酒、葱段、姜片、清汤各适量。

做法

① 乳鸽洗净，剁成块，放入沸水锅中汆烫一会儿；山药去皮、洗净、切片；玉竹洗净，切断。

② 砂锅中放入适量料酒、葱段、姜片、清汤、鸽肉块、玉竹段、山药片，用大火烧开；撇去表面的浮沫，转小火炖 1～1.5 小时，肉烂后，加入枸杞子和适量盐调味即成。

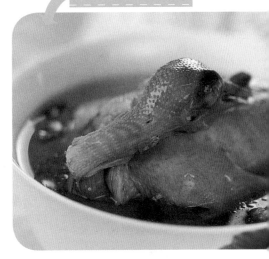

食谱功效

玉竹既是食物又是中药，含有黏多糖、玉竹果聚糖等，它味甘、性微寒，具有降低血糖、血脂的食疗功效。鸽子肉能益气补血、清热生津，再搭配健脾养胃的山药，特别适合糖尿病、高脂血症患者食用。

银芽西芹

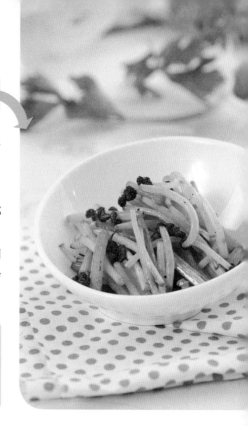

材料

绿豆芽、西芹各 200 克。植物油、香油、花椒、醋、盐、味精各适量。

做法

❶ 绿豆芽洗干净，去掉两头，留中间的白色部分；西芹摘掉叶子，洗净，切成 3 厘米长的段。

❷ 锅中放入植物油和香油烧热，放入花椒，用小火炸至花椒变色后将其捞出；放入豆芽和西芹翻炒至熟，加入醋、盐、味精调味即可。

食谱功效

绿豆芽能清热消暑、解烦渴；西芹能清热平肝，降"三高"。这道菜低油、低脂，产热量低，适合糖尿病患者适当食用。

黑芝麻糙米粥

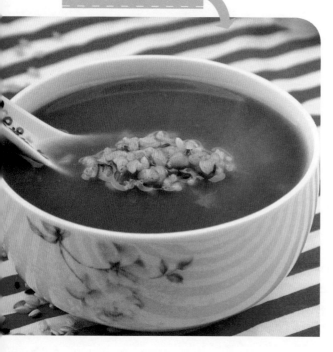

材料

糙米 50 克，黑芝麻 25 克。

做法

❶ 糙米淘洗干净，浸泡 1 小时备用；黑芝麻洗净，沥干。

❷ 糙米下锅，加入适量水，先用大火烧开，转小火慢慢熬煮，粥快熟时加入黑芝麻再煮 5 分钟，至粥软烂即可。

食谱功效

此粥的血糖生成指数比大米粥低得多，特别适合糖尿病患者食用。

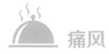 痛风

"嘌"过来的疾病

痛风是指嘌呤代谢紊乱或尿酸排泄障碍而导致血尿酸增高的一类疾病。30～70岁的人群高发，且"重男轻女"，这是因为很多男性喜欢喝酒，喜欢吃一些高嘌呤和高蛋白质的食物，进而使体内尿酸增加、排出减少。从这个方面来看，科学、合理的膳食结构是控制痛风的关键。值得注意的是，痛风患者中以肥胖者居多，因此减肥势在必行。然而这个过程一定要循序渐进，以免体重减轻过快，造成脂肪分解过多导致酮症酸中毒，反而会诱发痛风的急性发作。此外，痛风患者还要根据病情严重程度，按照医嘱进行服药。

这样吃才正确

痛风患者在饮食中一方面要控制食物总能量，每天总能量摄入要比正常人低10%左右；主食应以米饭、馒头、面食等为主，并作为能量供给的主要来源，应占全天总能量的60%；主副食均宜选择低嘌呤食物（见表3），副食还要限制蛋白质和脂肪的摄入。蛋白质以植物蛋白质为主，比如将大米、玉米、面条等谷类食物作为蛋白质的主要来源，但不宜选择豆类；同时要按照自身体重进行换算，每天每千克体重应吃入蛋白质0.8～1.0克。肉类以瘦肉为主，吃肉汤时，可准备一碗清水，将肉用清水洗净再吃，而汤汁要弃用；烹调上以蒸煮炒拌为主，不要采用油炸，同时也不要吃其他油炸食品。

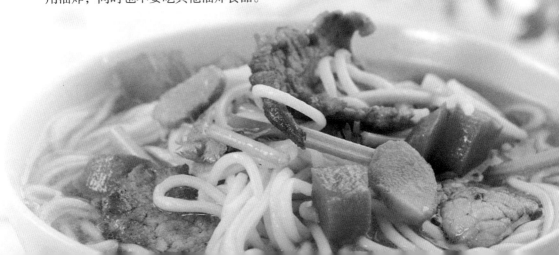

表 3　常见食物的嘌呤含量（毫克 /100 克食物）

嘌呤含量	食物举例
高嘌呤食物 （150 ~ 1000）	畜禽内脏：牛肝、牛肾、胰、脑
	鱼贝类：鲢鱼、白带鱼、乌鱼、鲨鱼、海鳗、沙丁鱼、凤尾鱼、草虾、牡蛎、蛤蜊、干贝、小鱼干等
	蔬菜类：芦笋、紫菜、香菇等
	其他：肉汁、浓肉汤、鸡精、酵母粉等
中嘌呤食物 （25 ~ 150）	畜禽类：猪肉、牛肉、羊肉、鸡肉、鹅肉
	鱼虾蟹类：草鱼、鲤鱼、鳝鱼、鳗鱼、乌贼、虾、螃蟹、鲍鱼、鱼翅、鱼丸、枪鱼
	豆类：黄豆、豆芽、豆苗、绿豆、红豆、豆腐、豆干、豆浆
	蔬菜类：菠菜、枸杞子、四季豆、豌豆、豇豆、龙须菜、茼蒿、海带、笋干、银耳
	其他：花生、腰果、栗子、莲子、杏仁
低嘌呤食物 （< 25）	谷类：精米、米粉、面条、通心粉、玉米
	蔬菜类：白菜、苋菜、芥蓝、芹菜、韭菜、苦瓜、小黄瓜、冬瓜、丝瓜、茄子、萝卜、青椒、洋葱、番茄、木耳
	根茎类：土豆、芋头等
	油脂类：植物油、动物油
	水果类：各种水果
	其他：乳类及乳制品、蛋类、猪血、海参、海蜇皮

来源：摘自《营养与食品卫生学（第 6 版）》。

痛风饮食"二宜二不宜"

痛风患者宜多食用蔬菜和水果，其中每日蔬菜食用量控制在 1000 克（2 斤）、水果 500 克（1 斤）。这是因为蔬菜和水果属于碱性食物，富含维生素 C、B 族维生素、铁、锌等营养素，可使尿液呈碱性，提高尿酸盐的溶解度，有利于尿酸排出；宜多喝水，每天在 2000～3000 毫升，防止尿液浓缩，以保证尿量，促进尿酸排出。不宜喝酒，特别是啤酒，这是因为酒精可使体内乳酸增多，抑制尿酸的排出，并能促进嘌呤分解使血尿水平增高，诱发痛风发作；不宜食用强烈的香料、调味品和可可、咖啡及茶等刺激性食物。

🍲 痛风患者宜吃食材

玉米	防癌降糖、利水消肿，为低嘌呤食物
芋头	化痰散瘀、健脾益胃、解毒止痛，为低嘌呤食物
白菜	益胃生津、清热除烦，为低嘌呤食物
冬瓜	利尿消肿、清热止渴、解毒、减肥，为低嘌呤食物
黑木耳	益气强身、滋肾养胃、活血排毒，为低嘌呤食物

痛风患者 三日 推荐食谱

一日三餐	第一天	第二天	第三天
早餐	甘薯玉米粥 馒头 鸡蛋 小菜	牛奶 玉米饼 鸡蛋 小菜	二米粥 玉米面窝头 鸡蛋 小菜
午餐	二米饭 青椒炒肉 拌海蜇皮 苦瓜甘蓝	大米饭 蓝莓芋头 木须肉 醋熘白菜	二米饭 韭菜炒猪血 清炒丝瓜
晚餐	大米饭 素炒冬瓜 洋葱炒鸡蛋	二米饭 蛋黄焗南瓜 芹菜炒粉	紫薯馒头 黄瓜鸡蛋汤 肉末茄子

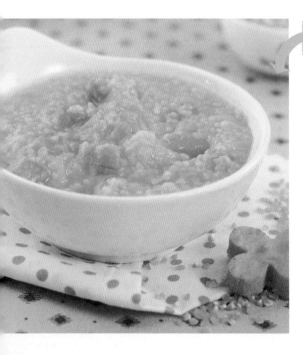

甘薯玉米粥

材料

玉米楂50克，甘薯（中等大小）1个。

做法

❶ 甘薯去皮，切成小丁；玉米楂淘洗干净。

❷ 锅中加适量清水，烧开后先放玉米楂熬粥，快熟的时候加入甘薯丁，再煮15分钟即成。

食谱功效

玉米和甘薯都属于低嘌呤食物，二者搭配，很适合痛风患者食用。

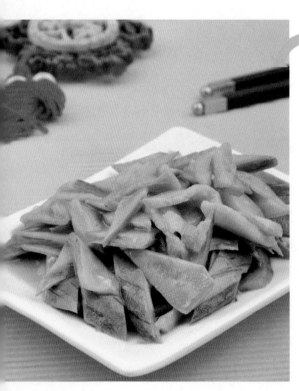

清炒丝瓜

材料

丝瓜2根，植物油、盐、葱末、姜末各适量。

做法

❶ 丝瓜去皮洗净，切成片，备用。

❷ 炒锅内倒入植物油，油烧至九成热时，放入葱末煸香；再放入丝瓜片、姜末、葱末翻炒；至丝瓜熟时，加入盐调味即可。

食谱功效

丝瓜富含维生素B_1和维生素C等，具有防止皮肤老化、润肤美白等作用。同时，丝瓜还是低嘌呤食物，特别适合痛风患者食用。

蓝莓芋头

材料

芋头 400 克，蓝莓酱、白糖各适量。

做法

❶ 芋头洗净，放入蒸笼中，蒸熟放凉后，撕去表皮放入碗内；再用勺子压成细腻的泥，备用。

❷ 碗内加入适量的白糖搅拌均匀，将芋泥盛入模具中压均匀，将模具轻轻拿出，淋上适量的蓝莓酱即可。

食谱功效

芋头营养丰富，含有大量的淀粉、矿物质及维生素，其嘌呤含量较低，适合痛风患者食用。搭配蓝莓酱，一方面口感极佳，另一方面蓝莓具有防止脑神经老化、软化血管、增强人体免疫力、防癌抗癌等多种功效，是餐桌上一道不可多得的美味。

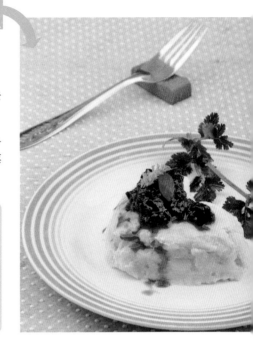

洋葱炒鸡蛋

材料

洋葱 1 个，鸡蛋 3 个，植物油、盐各适量。

做法

❶ 将鸡蛋打入碗中；洋葱剥去外皮，洗净，切成细丝；将洋葱与蛋液混合，加入少许盐调味，搅拌均匀，备用。

❷ 炒锅中倒入少许植物油，待油烧至六成热时倒入洋葱与蛋液混合物，待蛋液稍定型，翻炒一下，然后继续翻炒至洋葱变软，鸡蛋上色即可。

食谱功效

洋葱、鸡蛋均属于低嘌呤食物，二者搭配既能满足营养全面的需求，又是适合痛风患者食用的一道佳肴。

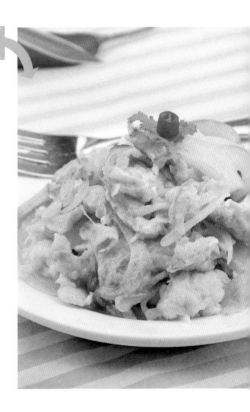

高血压

有调查显示，我国高血压患者人数有 1.6 亿，平均每年新发病例 300 万，高血压知晓率 30.2%，治疗率 24.7%，控制率仅为 6.1%，相当一部分病人因为无症状而未采取任何治疗措施。

注意饮食，杜绝高血压隐患

日常饮食中，饭菜要是咸了，就会引起人体血压升高，这是因为食物中的钠有升高血压的作用；相反，食物中的钾、钙、镁却有降低血压的作用。因此，积极调整膳食结构，如选择清淡少盐的饭菜、每天食盐量控制在 6 克以内、偶尔食用钾盐、少吃咸菜、腐乳腌制品等。

在烹调方法上，采用蒸、煮、炒、拌，而不用煎、烤、油、炸；或吃一些有降低血压作用的食物，对控制血压都有帮助。此外，应采取控制体重、适量运动、戒烟限酒、保持良好心情等健康生活方式；更重要的是高血压患者要坚持服用降压药。

这样吃能降脂降压

在降脂降压方面，五谷杂粮堪称尖兵。我们常吃的大豆（包括黄豆、黑豆和青豆）、红豆、绿豆、豆芽、玉米、燕麦、大麦、甘薯等在降脂降压方面各有绝活。还有一部分食物，芹菜、韭菜、菠菜、荠菜、洋葱、大蒜、胡萝卜、土豆、芋头、木耳、蘑菇、海带、山楂、西瓜、桑葚、苹果、桃、梨、香蕉、杏、梅、牛奶、菊花等，由于含有多种微量元素，如维生素 E，β- 胡萝卜素，钾、钙、镁等离子以及一些植物化学物质，因此均有助于降血压。

高血压患者宜吃食材

黄豆	宽中下气、利大肠、消水肿、补脾益气、清热解毒
黑豆	补肾滋阴、养血、除湿利水
玉米	防癌降糖、利水消肿
荞麦	开胃通便、降压降脂
燕麦	益气调中、养心敛汗、降脂降压

高血压患者 三日 推荐食谱

一日三餐	第一天	第二天	第三天
早餐	黑豆粥 馒头 鸡蛋 小菜	牛奶 全麦面包 酱牛肉 小菜	豆浆 玉米饼 鸡蛋 小菜
午餐	大米饭 芹菜炒虾仁 炒土豆丝	二米饭 炒小白菜 清蒸带鱼	燕麦饭 海带豆腐汤 洋葱炒肉
晚餐	荞麦鸡丝粥 韭菜盒子 蘑菇素杂炒	蟹味菇拌荞麦面 黄瓜鸡蛋汤 芹菜拌花生	大米饭 洋葱拌木耳 清炒西蓝花

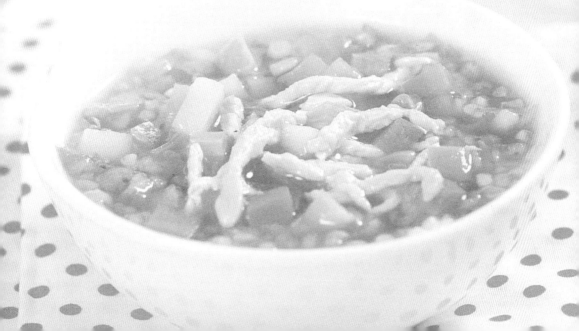

蟹味菇拌荞麦面

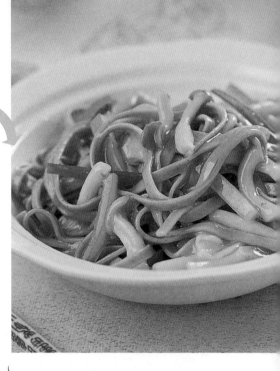

材料

荞麦面条 250 克，蟹味菇 30 克，胡萝卜丝、青椒丝各 15 克，酱油、蒜泥、香醋、香油、鸡精各适量。

做法

❶ 先将酱油、蒜泥、香醋、香油、鸡精调成味汁，备用。蟹味菇择洗干净，同青椒丝、胡萝卜丝分别在沸水中汆烫熟，沥干水分备用。

❷ 将荞麦面条入沸水中煮熟，用清水过凉，装盘。

❸ 在上面摆放好烫熟的蟹味菇、青椒丝、胡萝卜丝，浇上味汁即成。

食谱功效

这道拌面用到了荞麦面条、蟹味菇和几种蔬菜，营养丰富，适合高血压患者。

芹菜炒虾仁

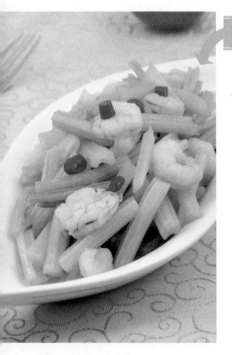

材料

芹菜 150 克，虾仁 60 克，植物油、盐各适量。

做法

❶ 将芹菜摘去叶、根，洗净，切成小段备用；虾仁洗净备用。

❷ 起油锅，先下虾仁炒至半熟盛出；再起油锅，炒芹菜至半熟，将半熟虾仁放入同炒至熟，最后放盐调味即可。

食谱功效

虾仁富含优质蛋白质，芹菜有降血压的功效，二者搭配美味可口，适合高血压患者食用。

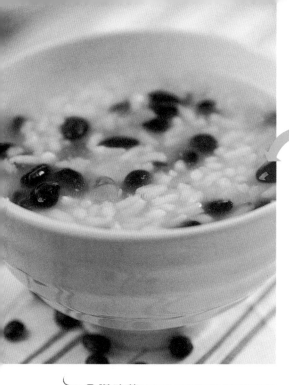

黑豆粥

材料

黑豆 50 克，大米 100 克。

做法

① 黑豆和大米分别淘洗干净，备用。

② 锅中加入适量清水，大火烧开后下入黑豆，煮沸后转小火熬煮，待黑豆变软，加入大米继续煮粥，至粥稠软烂即成。

食谱功效

经常喝此粥，对降低血脂、血压有帮助。

洋葱拌木耳

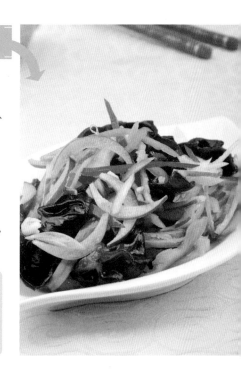

材料

洋葱 1 个，青椒、红椒、木耳各适量；香油、醋、生抽、糖、盐、鸡精各适量。

做法

① 洋葱洗净切丝，青、红椒洗净切丝，备用。

② 锅中烧开水，分别将木耳、洋葱焯烫后过凉，备用。

③ 将所有食材放入碗中加少许盐和糖腌拌片刻，再放入适量香油、醋、生抽、鸡精调味即成。

食谱功效

洋葱有预防血管硬化、高血压的作用；木耳具有预防动脉粥样硬化的功效。二者搭配食用对高血压患者有益。

动脉粥样硬化

动脉粥样硬化是一种很常见的疾病。其发生在冠状动脉，可引起动脉粥样硬化性冠心病；发生在脑部血管，就被称为脑动脉硬化，严重者可造成脑血管破裂出血。此外，还有肾动脉粥样硬化、下肢动脉粥样硬化等，均会对人体造成不同程度的损伤。

饮食坏习惯，血管会硬化

日常饮食中，常吃一些高脂肪，特别是饱和脂肪多的食物，如肥猪肉、油炸食品等，或者偏食、挑食、喜欢吃油炸煎烤的人，很容易患上这类疾病。因此调整膳食结构、选择适宜的食物对防治动脉粥样硬化非常重要。此外，适当增加运动，保持健康体重也不容忽视。

脂肪需要这样吃

动脉粥样硬化者吃入脂肪和胆固醇的量要严格控制，蛋白质、脂肪（饱和脂肪酸）和碳水化合物占总热量比例以 15%、20% ～ 25% 和 60% 为宜。在种类选择上，蛋白质以植物性蛋白质为主，最好吃大豆及其制品，有很好的降低血脂的作用。脂肪中可选择橄榄油、茶子油、亚麻子油、核桃油等富含单不饱和脂肪酸的植物油；也可吃一些富含多不饱和脂肪酸的鱼类，这是因为其具有降低血脂和预防动脉粥样硬化的作用，但同样不能过多食用，避免引起体内氧化损伤。此外，每天鸡蛋不超过 1 个，以控制胆固醇的摄入量；而对于动物脑、肝、肾等胆固醇高含量的食物，最好是不要吃。甜食、含糖饮料以及酒类也要尽量避免。在食物的烹调上以少盐、少油、少糖为宜。

精选食物防动脉粥样硬化

选择富含膳食纤维、维生素 E、B 族维生素和维生素 C 的食物，能有效防治动脉粥样硬化。这是因为膳食纤维能明显降低血胆固醇，维生素 E 和很多水溶性维生素以及微量元素具有改善心血管功能的作用，特别是维生素 E 和维生素 C 具有抗氧化作用。因此，日常宜多吃燕麦、玉米、黑木耳、芹菜、韭菜、油菜、圆白菜、菜花、芥菜、苋菜、苜蓿、柑橘、柠檬、柚子、猕猴桃、草莓、刺梨、沙棘、酸枣等食物。此外，还可多吃一些大豆、木耳、洋葱、蘑菇等食物，这是因为这些食物中含有某些植物化学物质，它们对心血管健康有好处，也能抑制动脉粥样硬化的形成。

动脉粥样硬化患者宜吃食材

燕麦	益气调中、养心敛汗、降脂降糖
黑豆	补肾滋阴、养血明目、除湿利水
玉米	防癌降糖、利水消肿
黑木耳	益气强身、滋肾养胃、活血排毒
荷叶	清热解毒、降血脂、降胆固醇

动脉粥样硬化患者 三日 推荐食谱

一日三餐	第一天	第二天	第三天
早餐	山楂木耳粥 馒头 鸡蛋 小菜	紫薯燕麦粥 花卷 鸡蛋 小菜	二米粥 奶香玉米饼 鸡蛋 小菜
午餐	大米饭 虾仁豆腐托 洋葱拌木耳	小米饭 木须肉 拌黄瓜	燕麦饭 青椒炒肉 炒豆芽 薏米山楂荷叶茶
晚餐	荞麦鸡丝粥 韭菜盒子 蘑菇素杂炒	二米饭 芹菜炒粉 肉末茄子	馒头 黑豆鲫鱼汤 拌西蓝花

山楂木耳粥

材料

山楂 10 克，黑木耳 5 克，大米 50 克。

做法

❶ 黑木耳用清水泡发，撕成小块；山楂洗净，去核；大米洗净。

❷ 砂锅内放入适量清水，烧开后，下入黑木耳、山楂、大米，烧开后转小火熬粥，至大米软烂即成。

食谱功效

黑木耳是我们常吃的山珍之一，它可以阻止血液中的胆固醇在血管壁上沉积，保护血管，预防心血管疾病。山楂可消食化瘀，降低血液中胆固醇水平。这道粥能降低血压、血脂，适合高脂血症患者、动脉粥样硬化者、肥胖者和中老年人常吃。

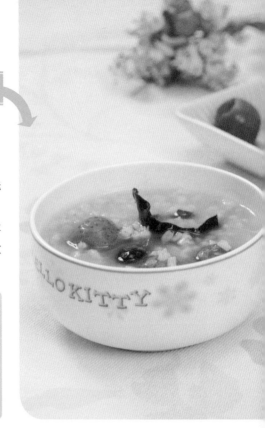

材料

玉米面 150 克，白面 50 克，牛奶 250 毫升，酵母 5 克，白糖 25 克，植物油适量。

做法

❶ 玉米面和白面放入盆中；将酵母用温牛奶化开后倒入盆中拌匀；加入白糖拌匀。在盆上盖上保鲜膜放在温暖处发酵，至面糊表面有气泡产生且膨起就是发酵好了。

❷ 将平底锅烧热，放少许植物油，用小勺将和好的面糊舀一勺倒入锅中，用勺背轻轻向四周推，使其成薄厚均匀的圆形。

❸ 用中小火煎至玉米饼两面呈金黄色即可。

奶香玉米饼

食谱功效

玉米中必需脂肪酸（亚油酸）占 50% 以上，经常食用能降低血清胆固醇，维护血管健康。

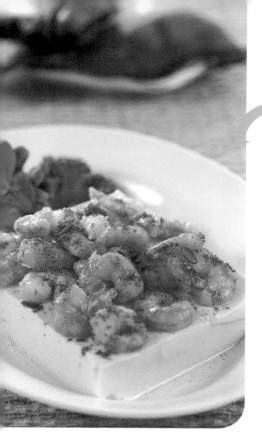

虾仁豆腐托

材料

嫩豆腐 1 盒，虾仁 100 克，鸡蛋清 1 个，葱花、盐、鸡精、淀粉、水淀粉各适量。

做法

❶ 嫩豆腐装盘；虾仁去虾线，清洗干净，用盐、鸡精、淀粉上浆，外面包裹鸡蛋清，放在嫩豆腐上。

❷ 将豆腐托上锅蒸 5 分钟，用水淀粉调芡汁，淋在豆腐托上，撒上葱末即成。

食谱功效

虾肉质地软嫩、味道鲜美、营养丰富，富含优质蛋白质，含有丰富的镁，对心血管非常有益。

薏米山楂荷叶茶

材料

薏米、生山楂各 10 克，陈皮 5 克，干荷叶 20 克，开水 500 毫升。

做法

❶ 先将薏米、山楂用清水洗净，然后将所有材料切碎备用。

❷ 将上步切碎的材料放到杯子中，倒入开水，加盖闷 5 分钟，即可装杯饮用。

食谱功效

薏米能利水渗湿，山楂能消脂、消食化积，陈皮能理气健脾、燥湿化痰，荷叶能降血脂。

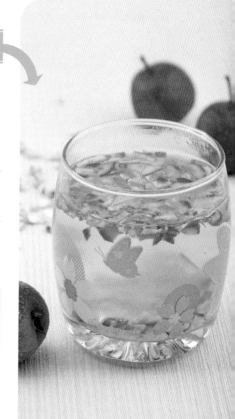

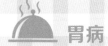 胃病

现代人生活节奏快，常会出现一些因学习工作压力大而不吃早餐、三餐混乱、暴饮暴食，或因盲目追求"骨感美"节食减肥等，久而久之会引起消化不良甚至胃病。不要小看了胃病，长期不治疗会严重危害健康。然而胃的健康，三分靠治，七分靠养。

改变饮食习惯，打好健康保"胃"战

要保护好胃，首先就要从改变不良的饮食习惯开始。一方面要三餐规律，即饮食定时定量，不暴饮暴食，吃饭不宜过饱，也不要饿肚子等。另一方面是饭在口里要细嚼慢咽、不要狼吞虎咽。这是因为吃得过快，唾液未与食物充分混合就将食物吞入腹中，这就变相地增加了胃的负担；而过快吞咽也很可能造成某些肌肉运动的不协调，影响食管正常的蠕动，进而引起食管炎等。再者，饭菜营养要均衡，以免营养不良，不利于疾病的康复。推荐选择草鱼、鲫鱼、鲤鱼、编鱼、鲳鱼、羊肉、牛肉等优质蛋白食物及西蓝花、蘑菇、土豆、南瓜、木瓜、火龙果、苹果、鲜荔枝、樱桃等富含维生素的食物。需要强调的是，胃病患者不宜一次性吃太饱，最好少食多餐，如一天分 6 顿吃，每次吃 1/6，同时要多喝热水，促进消化。

保胃严把"入口"关

防治胃病应把好"病从口入"关。一方面要注意饮食卫生，如不吃腐败变质的食物，食物要煮熟煮透才能吃，生吃瓜果一定要洗净等。此外，幽门螺杆菌是导致慢性胃炎的罪魁祸首，吃饭时采用分餐制，能有效降低交叉感染的机会。另一方面，入口的食物应以清淡、易消化的为主，避免食用容易引起腹部胀气和含粗纤维较多的食物，如豆类、豆制品、芹菜、韭菜等；更要禁食冷硬与刺激性食物，如咖啡、酒、辣椒、芥末、胡椒、螃蟹、冰激凌等，以免加重胃病。

🥄 胃病患者宜吃食材

高粱	和胃温中、涩肠止泻
小米	和胃温中、清热安眠
黑米	滋阴补肾、明目活血、健身暖胃、抗衰老
山药	补脾养胃、益肾涩精、生津益肺
西蓝花	提高机体免疫力，能杀灭导致胃癌的幽门螺杆菌

胃病患者 三 日 推荐食谱

一日三餐	第一天	第二天	第三天
早餐	小白菜糯米粥 花卷 蒸鸡蛋糕 小菜	黑米红枣粥 馒头 蒸鸡蛋糕 小菜	榛子大米粥 高粱粑 蒸鸡蛋糕 小菜
午餐	小米饭（软） 牛肉炖土豆 胡萝卜炒鸡蛋	二米饭（软） 蛋黄焗南瓜 西蓝花炒虾仁	大米饭（软） 小米蒸排骨 清炒圆白菜
晚餐	花卷 鲫鱼豆腐汤 醋熘白菜	小米粥 蒸肉饼 烧萝卜	肉末碎青菜汤面 红烧鲤鱼

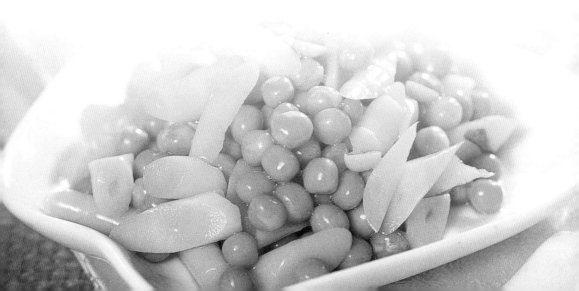

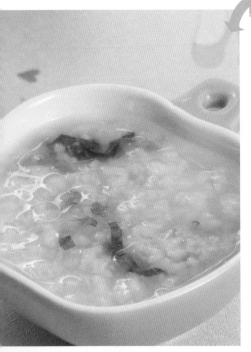

小白菜糯米粥

材料

糯米、小白菜各 50 克，盐、味精、植物油各适量。

做法

① 小白菜洗干净，切成丝；锅中放少许植物油，将小白菜丝炒熟，加少许盐调味。

② 锅中加适量清水，烧开后下入糯米；小火煮粥，粥快熟时加入炒好的小白菜丝，略煮即成。

食谱功效

俗话说，"百菜白菜最为上，多吃白菜促平安"，白菜含有丰富的维生素和矿物质，其中维生素 C 和钙、膳食纤维的含量非常高。此粥能养胃生津、除烦解渴，适合生口疮、有反复溃疡的人喝。

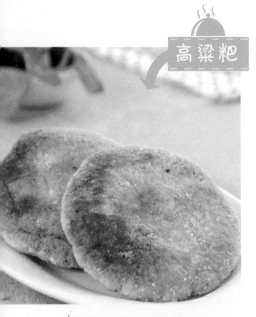

高粱粑

材料

高粱米 500 克，糯米 100 克，鸡蛋 2 个，植物油适量。

做法

① 高粱米、糯米分别放入搅拌机，打成粉，过细筛。过筛后的米粉再打磨一遍，过第二次筛，备用。

② 将两种米粉放入容器中，混合均匀，打入鸡蛋混合后，加入适量热水，揉成面团，再分成大小合适的面剂，压成饼状。

③ 锅中放入少许植物油，烧热后将饼坯放入锅中，煎至两面金黄即成。

食谱功效

高粱米有和胃温中、涩肠止泻的功效；糯米有补中益气、养胃生津的作用；将高粱米磨成粉，搭配糯米吃，口感会更细腻很多，和胃消积、止泻的效果也更好。

榛子大米粥

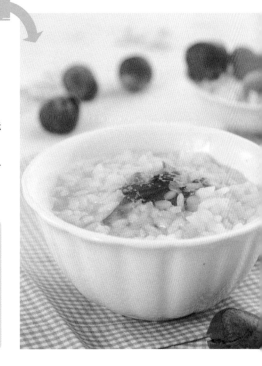

材料

榛子 30 克，大米 50 克，蜂蜜适量。

做法

❶ 榛子水浸后去皮，磨碎，取浆液；大米淘洗干净。

❷ 用大米和榛子浆一起煮粥，粥熟后放至常温，调入蜂蜜即可。

 食谱功效

《本草纲目》中对榛子的描述为"益气力，实肠胃"。意思是榛子有健脾和胃、益肝明目的功效。大米有补中益气、健脾养胃、止渴除烦的作用。二者搭配对健胃养胃很有好处，故肠胃不好的人可试试这道粥。

小米蒸排骨

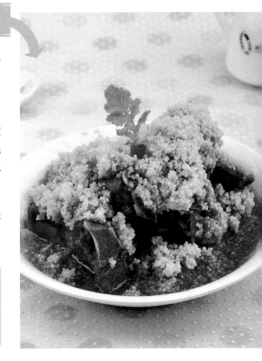

材料

猪排骨 500 克，小米 150 克，酱油、葱段、姜片、料酒、盐、鸡精各适量。

做法

❶ 排骨切成 4 厘米左右的段，入沸水中汆烫洗净，加入酱油、葱段、姜片、料酒、盐、鸡精拌匀，待入味，备用；小米洗净，用清水浸泡 1 小时备用。

❷ 将腌制好的排骨在蒸盘上码放好，再将小米铺在排骨上，上笼屉，用大火蒸至排骨熟烂即可。

食谱功效

《本草纲目》中说小米"治反胃热痢，煮粥食，益丹田，补虚损，开肠胃"。吃这这道菜有清热解暑、健胃除湿等功效。

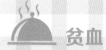 贫血

贫血通常表现为肤色暗淡、头晕眼花、心悸失眠，女性严重的表现为月经失调，如月经周期不规律、月经量少等。如贫血症状长期持续，将引起免疫力下降，形成恶性循环，对健康的危害很大。贫血的类型较多，有出血性贫血、巨细胞性贫血、缺铁性贫血、再生障碍性贫血等。

饮食坏习惯，贫血找上门

一日三餐看似简单，但却是引起贫血的重要原因。饮食不规律，特别是经常不吃早餐，又或者因为偏食、挑食等引起的饮食不均衡，常常会导致身体不能摄入足够营养素，久而久之，会引起营养不良、贫血等疾病。特别是儿童青少年和女性，因为三餐乱了，更容易发生贫血的问题。这是因为前者正出于长身体的时期，需要食物提供更多的营养素和能量，一旦三餐乱套很容易引起缺铁性贫血；后者常常为保持苗条身材，暴饮暴食或者盲目节食，再加上月经期间血液流失，也容易引起贫血。因此，防治贫血最为有效的方法就是改善饮食习惯，规律三餐。

这样吃才正确

日常饮食中，改善饮食习惯有助于防治贫血。一方面要三餐规律，不暴饮暴食，不偏食、挑食，并确保食物多样化，避免因某种营养素的缺乏而进一步加重贫血；另一方面要选择能补血养血的食物。如常食用花生可以补血止血，主要是因为花生外层的红衣能抑制纤维蛋白的溶解，改善血小板的质量，改善凝血因子的缺陷，加强毛细血管的收缩能力，促进骨髓造血功能。

食物中，猪肝、猪血、蛋黄、瘦肉、黑木耳、荞麦、黑米、糯米、黑芝麻、黄豆、黑豆、红豆、核桃、龙眼、红枣、枸杞子等因为含有丰富的微量元素铁及多种维生素和矿物质，对防治缺铁性贫血有帮助。此外，在吃动物性食物补血时，可同时吃一些富含维生素 C 的食物，如新鲜蔬菜和水果，也有助于铁的吸收；在进食粗杂粮补血时，不要与牛奶、咖啡、酒类、茶叶或那些能中和胃酸的药物同时服用，因为这样会阻碍铁的吸收，加重贫血症状。

贫血患者宜吃食材

红枣	益气补血、健脾和胃
猪肝	补肝、明目、养血
牛肉	富含矿物质铁，防治缺铁性贫血
山药	补脾养胃、益肾涩精、生津益肺
黑米	滋阴补肾、明目活血，健身暖胃、抗衰老

贫血患者三日推荐食谱

一日三餐	第一天	第二天	第三天
早餐	猪肝菠菜粥 花卷 鸡蛋 小菜	小米粥 糯米红枣年糕 鸡蛋 小菜	花生红枣粥 馒头 鸡蛋 小菜
午餐	小米饭 木须肉 肉末茄子	大米饭 山药归参猪腰 陈醋菠菜	二米饭 牛肉炖土豆 炒豆芽
晚餐	馒头 鲫鱼豆腐汤 醋熘白菜	花卷 红豆大枣汤 西蓝花炒虾仁	红烧排骨面 蛋花紫菜汤 拌黄瓜

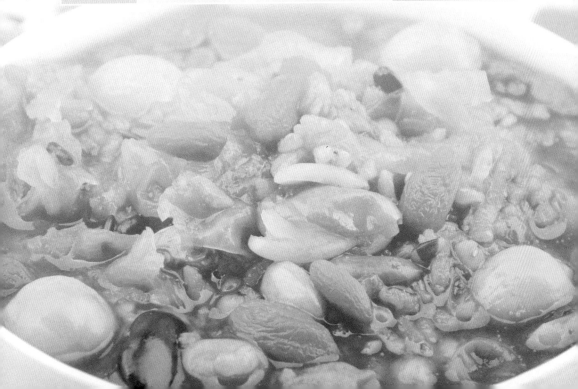

红豆大枣汤

材料

红豆 30 克，红枣 20 克，红糖适量。

做法

① 红豆洗净，先用清水浸泡 4 小时；红枣洗净去核，备用。

② 将红豆和红枣放到砂锅里，加入适量水，先用大火烧开再转小火煮 1 小时，至红豆软烂即成，加入红糖，煮 5 分钟即可。

食谱功效

红枣能温补脾胃，补气养血；红豆能清热利湿。三者搭配，味道清甜，能益气养血、利湿，适合贫血者常喝。

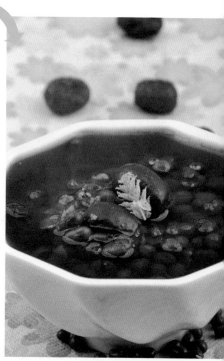

山药归参猪腰

材料

猪腰 2 个，山药 20 克，党参、当归各 12 克，酱油、米醋、姜末、蒜末各适量。

做法

① 猪腰洗净，去掉筋膜、臊腺；酱油、米醋、姜末、蒜末拌成料汁。

② 砂锅中放入清水，加入山药、党参、当归，大火烧开后，转小火炖煮半小时。

③ 放凉后捞出猪腰，切成薄片，码放到盘子里，浇上料汁即可食用。

食谱功效

本方出自《本草纲目》，能益气养血，对气血不足引起的疲倦乏力、气短、心烦、睡眠不安等有一定辅助食疗作用。

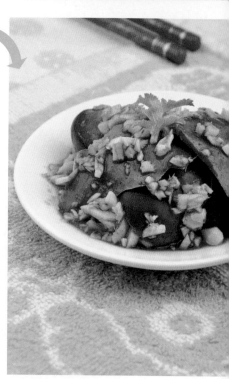

猪肝菠菜粥

材料

猪肝 100 克，大米 100 克，菠菜 150 克，葱花少许，姜 2 片，盐适量。

做法

① 猪肝切片；菠菜洗净去根，切段备用。

② 大米加水熬成稀粥；放入猪肝和菠菜，放入葱花、姜片去腥，加盐调味，煮至猪肝熟即可。

食谱功效

猪肝、菠菜均含有丰富的铁，能补肝养血，对预防和改善贫血有帮助。

花生红枣粥

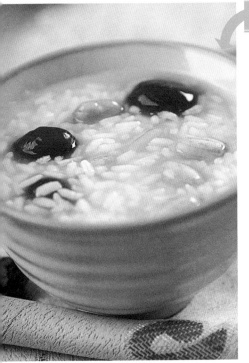

材料

大米 100 克，花生 20 克，红枣 5 个。

做法

① 大米淘洗干净；花生、红枣提前用清水浸泡 1 小时；红枣去核。

② 锅内加入适量清水煮沸，下入大米、花生、红枣，烧开后转小火慢慢熬至粥熟。

食谱功效

花生又名"长生果"，西方有句谚语"七粒花生可抵一个鸡蛋"，说明其营养价值极高。红枣是补益气血的佳品，我国民间有"一日吃三枣，健康永不老"的说法。花生、红枣同大米一起煮粥，能补气健胃、补益气血。

低血糖

现实生活中有很多人，特别是一些过度追求骨感而盲目减肥的中青年女性，暴饮暴食现象时有发生；还有一部分人由于赶时间或者习惯成自然，使三餐不正常，要么不吃早餐、要么不吃午晚餐，饥一顿饱一顿，由此而导致体内血糖水平不稳定，表现为出虚汗、头晕、心跳加快、眼冒金星、颤抖、饥饿感、无力、手足发麻等症状，这种情况就是我们常说的低血糖。

胰岛素失控，血糖急降

盲目减肥、暴饮暴食是出现低血糖的重要诱因。出现低血糖是因为"胰岛素与血糖水平不匹配"：人们在吃饭后，体内胰岛素的分泌量较少，随着血糖逐步达到高峰，胰岛素的水平却未达到高峰；当血糖逐渐下降时，胰岛素的高峰却来临了；此时体内的葡萄糖大部分已被消耗，出现了胰岛素的相对过多，于是低血糖症状也就出现了。由此看来，重视三餐、改善饮食习惯、选择适宜的食物对低血糖者尤为重要。

这样吃才正确

有低血糖的人一定要按时吃饭，在饮食上最好要少量多餐，每天约吃 5～6 餐为宜。宜选择"低糖、高脂、高蛋白"食物。主食以谷类为主，粗细搭配，每餐控制在 75 克（1.5 两）左右；副食以畜禽肉蛋、乳类和深色蔬菜、薯类为主，如瘦猪肉、鱼、牛奶、鸡蛋、菠菜、西蓝花、油菜、胡萝卜、番茄、魔芋等。另外，每天还要吃一定量的水果，比如苹果、香蕉、橘子、猕猴桃、草莓等。无论主食、副食还是水果的种类都要经常变换，不能一成不变；同时还要增加饮食中膳食纤维的比例，有助于稳定血糖水平。

低血糖患者还要随身携带一些升血糖速度快的食物，如巧克力、糖块、小点心等，可以在活动量增加或其他原因所导致的血糖突然降低时及时补充能量，避免低血糖发作；每天睡前也要吃少量的零食或点心，避免在睡眠过程中或第二日醒后发生低血糖。值得注意的是，对于糖尿病患者发生的低血糖，在选择饮食的时候，应参考食物血糖生成指数来选择低糖食物。

低血糖患者宜吃食材

羊肉	优质蛋白的重要来源，富含多种维生素和钙、铁、锌等矿物质；脂肪含量较猪肉低
鸡蛋	优质蛋白质的重要来源，并且其蛋白质氨基酸组成与人体最为接近；富含多种维生素和钙、铁、锌等矿物质
番茄	富含胡萝卜素、维生素C、B族维生素和钙、磷等多种矿物质。
西蓝花	富含胡萝卜素、维生素C及钙、磷等多种矿物质，营养丰富
胡萝卜	含有丰富的 β- 胡萝卜素，多种维生素，钙、磷及膳食纤维等多种营养素

低血糖患者 三日 推荐食谱

一日三餐	第一天	第二天	第三天
早餐	红豆黑米粥 馒头 火腿 鸡蛋 小菜	牛奶 全麦面包 鸡蛋 小菜	菠菜猪肝汤 花卷 鸡蛋 小菜
午餐	大米饭 红烧草鱼豆腐 扁豆丝炒肉 紫甘蓝雪梨沙拉	二米饭 五香酱驴肉 香菇肉末茄子 清炒西蓝花	大米饭 蒸基围虾 木须肉 蒜蓉茼蒿
晚餐	甘薯饭 青椒炒肉 番茄炒鸡蛋	花卷 泥鳅雪菜蚕豆汤 胡萝卜炒肉	南瓜鸡肉饭 莴笋叶炒肉 芹菜炒粉

泥鳅雪菜蚕豆汤

材料

泥鳅 350 克，雪菜、蚕豆各 30 克，姜片、蒜片、干红椒、植物油、盐、味精、料酒各适量。

做法

① 蚕豆剥皮，蒜切成片，干红椒对半切成粗丝，雪菜用温水泡 5 分钟，去掉一些咸味，用手轻拧干备用。

② 空锅烧至红热关火，把活泥鳅快速地倒入热锅中，盖锅盖直至无声再揭开锅，将泥鳅拿出；锅洗净，重新开火烧热锅，倒植物油烧热，下泥鳅，用中火煸炒，直到泥鳅变成金黄色缩小；再放入雪菜，炒出酸香味；再加入开水、料酒、姜片、蒜片、干红椒丝，待开锅，小火炖 1 ~ 2 分钟，加盐和味精调味即可。

食谱功效

泥鳅肉质鲜美，富含优质蛋白和多种维生素，营养丰富。

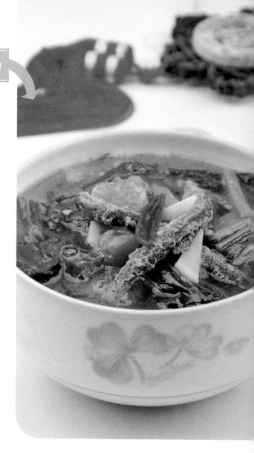

紫甘蓝雪梨沙拉

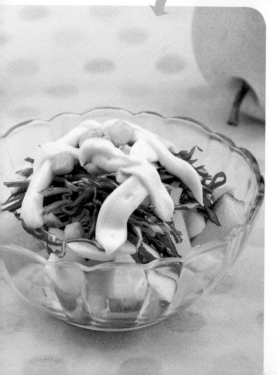

材料

紫甘蓝半个，黄瓜 1 根，雪梨 1 个，玉米粒、沙拉酱适量。

做法

① 将玉米粒下热水锅中焯熟，捞起，备用；雪梨去皮，切成细条；紫甘蓝洗净，沥干后切细丝；黄瓜去皮，切成条状，备用。

② 将所有食材混合均匀，依个人口味，放入沙拉酱拌匀即可。

食谱功效

紫甘蓝富含 β- 胡萝卜和钾、钙等多种矿物质，营养十分丰富；富含膳食纤维，有益于肠道和心脑血管健康。

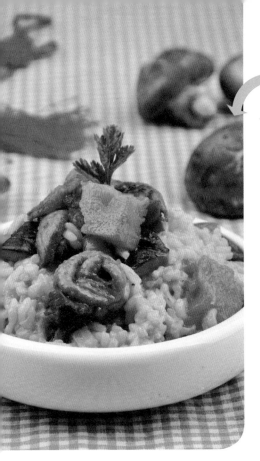

南瓜鸡肉饭

材料

南瓜 300 克，大米 150 克，鸡腿 2 个，鲜香菇 8 朵，洋葱碎、盐、酱油、植物油各适量。

做法

① 将南瓜、鸡腿肉和香菇切成小块，备用。

② 炒锅内放少许植物油，爆香洋葱碎；加入鸡腿块肉炒至变色；再加入南瓜和香菇块稍微拌炒，关火；加盐、酱油调味，拌匀。

③ 大米洗净加少许水放入电饭锅内；将南瓜鸡肉一起放入电饭锅内，煮熟即可。

食谱功效

南瓜含有淀粉、蛋白质、胡萝卜素、B 族维生素、维生素 C 和钙、磷等成分，营养丰富，有较高的营养价值。

扁豆丝炒肉

材料

扁豆 400 克，瘦猪肉 100 克，辣椒丝、葱、盐、植物油各适量。

做法

① 扁豆洗净切丝；瘦猪肉切丝，葱切末。

② 炒锅放植物油烧热，先放葱末煸炒出香味后，将瘦猪肉丝放入翻炒，然后放入辣椒丝，再放扁豆丝，大火炒至熟，加盐调味出锅即可。

食谱功效

此食谱有补肾、滋阴、益气等食疗功效。

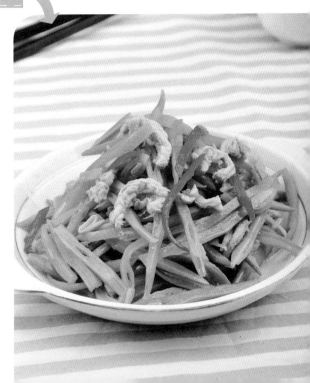

营养不良

随着生活水平的提高，很多人认为营养不良正在逐渐远离我们的生活。其实不然，现实生活中，满餐桌全都是荤腥而无蔬菜，或者完全素食主义者，不摄入任何蛋白质……这些都会导致某些营养素缺乏而引起营养不良。还有人因为长期处在减肥或节食中，很少摄入碳水化合物、脂肪而发生能量不足型营养不良。因此，日常饮食中，应时刻警惕营养不良。

吃得不对也会营养不良

日常饮食中，如果不能长期摄入足够数量、种类或质量的营养素所构成的健康饮食，个体将营养不良，这种现象在成人和儿童中都有时有发生，但处于生长期的儿童更为常见。主要表现为水肿、体力下降、抗病力减弱、易感染疾病等，长期营养不良会导致饥饿或死亡。对于严重营养不良者，应及时到医院进行检查，根据医生的建议有重点、有针对性地进行治疗。

这样吃才正确

饮食调理首先是每餐能量和营养素的供给要足够全面：主食以谷类为主、粗细粮搭配，副食多样化，确保畜禽肉蛋、乳类以及果蔬和薯类的摄入，以确保能量、优质蛋白质、维生素和矿物质的种类和数量；第二要规律三餐、养成良好的饮食习惯，确保营养素和能量摄入均衡。

营养不良者的饮食应遵循"食物多样、粗细搭配、能量充足"的原则。首先能量的供给一定要足够。其次，营养要全面。营养不良者大多都会缺乏蛋白质和维生素，所以饭菜中要有鱼、虾、牛羊肉、瘦猪肉、蛋、大豆等，以保证优质蛋白质的来源；吃多种蔬菜，特别是深色蔬菜和水果以补充脂溶性维生素和水溶性维生素，尤其是 β- 胡萝卜素。贫血常与营养不良常相伴发生，所以多吃鸡肝、鸭肝、猪肝、牡蛎等富含锌、铁的食物尤为重要；牛奶、虾米、海鱼等富含维生素 D 和钙的食物也必不可少。再者，营养不良者尽量不要食用肥腻、过甜、辛辣或添加了多种调味品、味道浓郁的食物，以免再次造成食物选择性偏颇。

还要强调的是，在防治幼儿营养不良时，食物要烹调得软、烂、细，以利消化吸收；对于一些特殊人群，仅从膳食调养是不够的，还要适当补充营养强化剂，如老年人补充强化钙，孕妇补充叶酸等。

营养不良者宜吃食材

鱼虾类	脂肪含量一般较低，且含有较多的不饱和脂肪酸，富含多种维生素和矿物质
畜禽肉类	优质蛋白质的重要来源，富含多种维生素和钙、铁、锌等矿物质
鸡蛋	优质蛋白质的重要来源，并且其蛋白质氨基酸组成与人体最为接近；富含多种维生素和钙、铁、锌等矿物质
牛奶	含有丰富的优质蛋白质、维生素 A、维生素 B_2 和钙、磷、钾等多种矿物质
西蓝花	富含胡萝卜素、维生素 C 及钙、磷、铁、钾、锌、锰等多种矿物质

营养不良者 三日 推荐食谱

一日三餐	第一天	第二天	第三天
早餐	小米粥 馒头 火腿 鸡蛋 小菜	牛奶 全麦面包 鸡蛋 小菜	鸡肝粥 花卷 鸡蛋 小菜
午餐	大米饭 蒸基围虾 木须肉 蒜蓉茼蒿	二米饭 五香酱牛肉 香菇肉末茄子 清炒西蓝花	大米饭 红烧鲤鱼 青椒炒肉 蒜蓉油麦菜
晚餐	羊肉青菜汤面 胡萝卜炒肉 醋熘白菜	花卷 小白菜排骨汤 炒三丁	紫薯馒头 上汤娃娃菜 牛肉炖土豆 芹菜炒粉

上汤娃娃菜

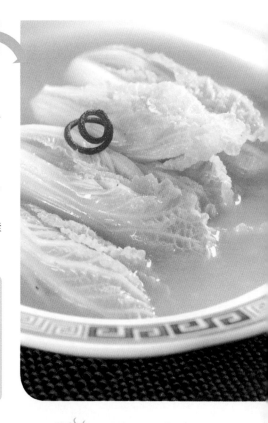

材料

娃娃菜2棵，皮蛋1个，虾皮、姜丝、高汤、盐、植物油各适量。

做法

❶ 锅中放植物油，把虾皮、皮蛋、姜丝爆香，至皮蛋微微变焦，倒入高汤烧开。

❷ 将洗好的娃娃菜下锅煮，5分钟左右娃娃菜软了以后，加入少许盐调味即成。

食谱功效

娃娃菜味道甘甜，价格比普通白菜略高，含有β-胡萝卜素、铁、镁、硒等多种营养素，具有较高的营养价值；含有丰富的纤维素及微量元素，能促进肠蠕动，有助于预防便秘和结肠癌。

小白菜排骨汤

材料

排骨150克，小白菜200克，葱段、姜片、大料、盐、鸡精各适量。

做法

❶ 排骨洗净放入锅中，加适量水；开锅后去除浮沫，加入葱、姜、大料，改小火煮30~60分钟。

❷ 排骨炖好后，放入洗净的小白菜，少许盐和鸡精调味即可。

食谱功效

此汤营养全面，口感极好，适合补充营养用。

材料

鲤鱼1条，青椒粒、红椒粒、姜丝、蒜、葱、料酒、醋、生抽、植物油、水淀粉各适量。

做法

① 先开大火，在平底不粘锅中放入适量植物油，然后将治净的鲤鱼放入锅中煎；鱼两面煎至微黄，再往锅中倒入一碗水继续烧鱼，并放入料酒、生抽、蒜、葱、姜丝，然后盖上锅盖。

② 将鱼直接盛入盘中，然后再将青、红椒粒放入锅中略炒，再加入水淀粉调匀，最后将芡汁浇到鱼上即可。

食谱功效

鲤鱼不但蛋白质含量高，而且质量也佳，人体消化吸收率可达96%，并能供给人体必需的氨基酸、矿物质、维生素A、维生素D；其所含的脂肪多为不饱和脂肪酸，能很好地降低胆固醇，对防治动脉粥样硬化、冠心病等有帮助。

红烧鲤鱼

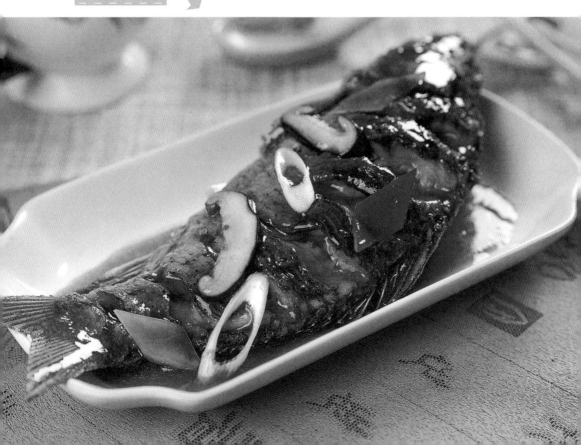

便秘

便秘是一种常见症状，多由饮食不均衡、缺少运动、精神紧张、生活不规律等因素造成。因此，改善上述不良生活习惯，特别是在日常饮食中，经常食用一些富含膳食纤维、有通便功效的食物，对改善便秘大有裨益。

便秘是吃出来的

随着生活水平的提高，人们对食物的选择越来越多样化，"鸡鸭鱼肉蛋"这些以前吃不起的食物变得家常起来，粗粮、绿叶蔬菜等富含膳食纤维的食物吃得少了，食物的烹调方法如"煎炸涮烤熏"等层出不穷。高能量、高脂肪、高蛋白质、低膳食纤维的食物属于酸性食物，吃多了不但使人体摄入营养失衡，过多的蛋白质、脂肪也会使人体酸碱失衡、胃肠功能紊乱。

另一方面，这些食物油脂含量多、膳食纤维少，人大量吃入体内不仅会导致能量过剩，更会因胃肠蠕动慢，形成的粪便堆积在体内不易排出；再加上缺少运动、精神紧张、生活不规律等，长此以往，便秘就形成了，严重者几天便 1 次，有的即使排出也不能便干净或大便太硬，更严重的会形成痔疮、肛裂等，给人带来很大痛苦。同时，由于粪便不能及时排出，导致毒废物在肠道内滞留的时间过长，会增加肠黏膜对毒素的吸收，对人体危害很大。

因此，改变膳食结构，特别是多吃一些富含膳食纤维的食物如粗杂粮、新鲜蔬菜和水果对预防和缓解便秘尤为重要。

肠道清道夫——膳食纤维

膳食纤维遇到水会膨胀起来，或者变成透明胶状物质，在肠道内容易被肠道细菌发酵和利用，增大了肠道废弃物——粪便的体积，增加了肠道的蠕动，有利于粪便顺利排出体外。废弃物能顺利排出，就不会发生便秘，也减少了便秘引起的各种疾病，肠道健康得以保障，因此膳食纤维被冠以"肠道清道夫"的美名。缺少了这个"肠道清道夫"，胆酸的分泌就会减少，降低胆固醇、稳定血糖的作用也就很难完成，因此膳食纤维还能降低血脂、餐后血糖和（或）胰岛素水平。实际上，植物性食物中的膳食纤维含量最丰富，蔬菜通常含 3%，水果中含 2% 左右。膳食纤维含量会因为加工方法、食入部位和品种不同有差异。如同种蔬菜的表皮中膳食纤维含量高于中心部位，食用时若将其去掉，膳食纤维就会有损失；而胡萝卜、芹菜、菠菜、韭菜、青椒中的膳食纤维含量则高于番茄、茄子等。此外，一些粗杂粮中同样富含膳食纤维，比如甘薯、土豆、小麦、大麦、燕麦、小米、玉米、薏米、魔芋、无花果、杏仁等。

便秘者宜吃食材

芝麻	滋补肝肾、润燥滑肠
荞麦	开胃通便、降压降脂
甘薯	健脾开胃、宽肠通便
韭菜	温肾助阳、益脾健胃、宽肠通便
芹菜	清热利湿、平肝健胃

便秘者 三日 推荐食谱

一日三餐	第一天	第二天	第三天
早餐	荞麦鸡丝粥 花卷 小菜	甘薯粥 馒头 鸡蛋 小菜	大米粥 韭菜盒子
午餐	大米饭 蚕豆番茄虾仁 炒三丁	二米饭 青椒炒肉 韭黄绿豆芽	二米饭 芹菜炒肉 上汤娃娃菜
晚餐	馒头 魔芋苋菜竹笋汤 肉末茄子	豆渣蛋饼 紫菜海米汤	花卷 冬瓜虾仁汤

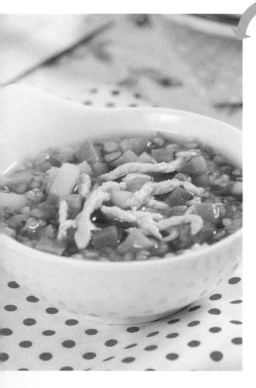

荞麦鸡丝粥

材料

甜荞麦 100 克，鸡胸肉丝 50 克，土豆、白扁豆、胡萝卜各 20 克，盐、酱油各适量。

做法

❶ 甜荞麦、白扁豆分别洗净；土豆、胡萝卜分别去皮，切小丁。

❷ 锅中放入少量水，烧开后下入甜荞麦，烧开后转小火煮 20 分钟，放入鸡胸肉丝、土豆丁、胡萝卜丁、白扁豆，小火熬煮至食材变软，加入盐和酱油调味，略煮即成。

食谱功效

荞麦富含膳食纤维，有改善便秘和控制血糖的功效；胡萝卜、土豆、白扁豆膳食纤维含量较高，能促进肠蠕动，与荞麦搭配对改善便秘有帮助。

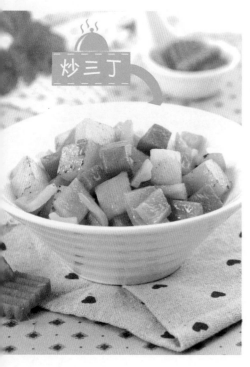

炒三丁

材料

青椒、胡萝卜、土豆各 50 克，植物油、盐各适量。

做法

❶ 青椒去子，胡萝卜、土豆去皮，分别切成小丁。

❷ 锅中放少量植物油，先下入胡萝卜丁和土豆丁，翻炒至熟；下入青椒丁，再炒 2 分钟，加入少量盐调味即成。

食谱功效

土豆、青椒都富含粗纤维，能促进肠蠕动，加速排便，还能加速将胆固醇排出肠道。胡萝卜含有植物纤维，吸水性强，在肠道中体积容易膨胀，可利膈宽肠、通便。这道菜适合习惯性便秘者常吃，还可以预防胆固醇升高。

魔芋苋菜竹笋汤

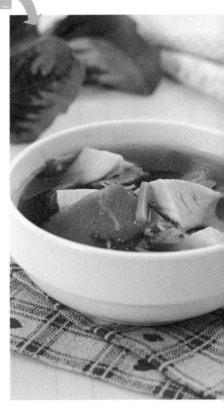

材料

魔芋 200 克，苋菜、竹笋各 100 克，米酒 20 毫升，清汤、盐、水淀粉、香油各适量。

做法

❶ 魔芋用清水浸泡 10 分钟，放沸水中汆烫一下，捞出放凉切片；苋菜择洗干净，切小段；竹笋去皮，洗净后切块。

❷ 锅中倒入清汤烧开，下入笋块、魔芋、米酒，笋块将熟时加入苋菜，加盐调味，用水淀粉勾芡，淋上香油即成。

食谱功效

"不想胖，吃魔芋"。魔芋的热量低，富含植物纤维素，能促进肠道蠕动，润肠通便，有改善便秘的作用。竹笋自古便被称为"菜中珍品"，其含有的植物纤维可以增加肠道中的的水分，软化粪便，并能促进肠道蠕动。苋菜性凉，有一定的清热利湿作用。这道汤能清肠通便，还有利于减肥。

材料

发酵面团 400 克，猪肉韭菜馅 300 克，植物油适量。

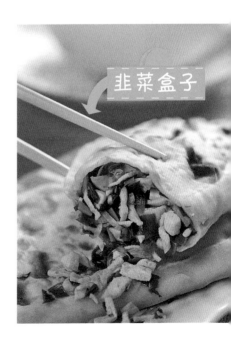

韭菜盒子

做法

❶ 将面团揉匀，分成小剂子，擀成面皮备用；取适量猪肉韭菜馅，包到面皮中，捏拢面皮再压扁成韭菜盒子生坯。

❷ 平锅中放适量植物油，油热后放入韭菜盒子生坯，用小火煎至两面呈金黄色即成。

食谱功效

韭菜是春天的应季蔬菜，俗称"起阳草"，最能温肾补阳。而且韭菜中还含有大量的粗纤维，能促进为肠道蠕动，排出毒素。

 抑郁

有研究显示，饮食和心情存在着密切的联系。这是因为正确的饮食能激发大脑产生一种叫做"神经传递素"的化学物质，它通过在脑细胞之间的信息传递来影响大脑的思维和感觉。这种化学物质可以提升情绪、消除压力，帮助放松心情。相反，三餐不规律、暴饮暴食、偏食挑食会使营养素的摄入存在偏颇，人体会缺乏抗抑郁的物质。因而，三餐规律了，食物选对了，抑郁就会被驱除，心情自然就好了。

饮食恶习盯上"坏心情"

日常饮食中，很多人在不开心或沮丧时就想吃饼干或糖果等甜食或油炸食物，然而这类食物属于高脂肪、高盐、高糖、高热量食物，虽然会刺激脑部立即产生血清素，却因为在体内的燃烧速度过快，使血清素也跟着快速下降，血糖快速波动，令人在短暂的精神大振之后，体力衰退，重新陷入疲倦和沮丧之中，反而弄巧成拙。再者，不吃早餐或是不觉得饿就跳过一餐，也容易引发焦虑和空虚感，加重抑郁症的病情，因为这个时候人体正处在低血糖状态，容易疲倦、体力不济、注意力不集中，心脑血管的负担增加，抑郁会随之产生；边用餐边开会、餐后立即劳动同样不利于保持好心情。

此外，经常节食的人也容易患上抑郁症，一方面是因为摄取的热量变少，可能长期处于低血糖状态；一方面容易营养不良，使体内缺乏某些营养素及微量物质，如缺少叶酸、B族维生素、钙等，导致情绪不稳、疲倦、不安、沮丧。

因此，摒弃上述恶习，养成良好的饮食习惯会为我们带来无限快乐！

吃对了当然心情好

有研究表明，选择健康的食品可以有效对付抑郁。比如在心情糟糕的时候适当吃些马哈鱼、鲱鱼、鲭鱼、鲑鱼、金枪鱼或沙丁鱼，就可以让心情平静下来。这是因为在这些海鱼中，有一类叫做"ω-3脂肪酸"的物质，一方面它们能进到

脑细胞中，增强脑膜的弹力，使神经递质传递得更加轻松灵活；另一方面，它们可以增加脑内一种叫作"复合胺"的化学物质的含量，而这种物质能使人产生愉快的心情，消除抑郁。另外，适当吃一些粗粮、杂粮、豆类、干果、蔬菜、水果等也会使心情愉悦起来。

抑郁者宜吃食材

葵花子	富含色氨酸，可以促进大脑分泌生令人情绪愉快的物质
榛子	含有草酸，可以维护神经系统的功能，消除抑郁
甘薯	富含维生素 E，能缓解疲劳
无花果	含有大量锌，可以有效抗压力，抗抑郁
黄花菜	有抗抑郁、改善不良情绪等功效

抑郁者 三日 推荐食谱

一日三餐	第一天	第二天	第三天
早餐	甘薯粥 馒头 鸡蛋 小菜	牛奶 葵花子面包 鸡蛋 小菜	榛子粳米粥 花卷 鸡蛋 小菜
午餐	大米饭 红烧鲤鱼 青椒炒肉 蒜蓉油麦菜	紫薯馒头 上汤娃娃菜 牛肉炖土豆 蜜汁莲藕	大米饭 蒸基围虾 松仁炒玉米 蒜蓉茼蒿
晚餐	大米饭 豆腐百合黄花 木须肉	莲子粥 花卷 板栗鸡翅 醋熘白菜	二米饭 莲枣炖老鸭 黄瓜炒鸡蛋 炒三丁

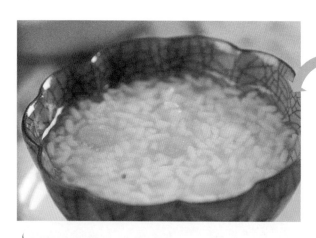

莲子粥

材料

大米 100 克，带心莲子 50 克，冰糖 10 克。

做法

❶ 莲子洗净后放入清水中煮熟；大米淘洗干净，备用。

❷ 砂锅中放入清水，煮沸后投入熟莲子和大米，大火烧开后转小火煮沸，快熟时加入冰糖，至冰糖溶化即成。

食谱功效

莲子是植物莲的果实，能清心醒脾、补中养神、健脾养胃，莲子心尤擅长清心火。常喝此粥，能改善因心火旺盛所致的心情不佳、心烦、失眠等。

葵花子面包

材料

高筋面粉 400 克，牛奶 100 毫升，白糖、黄油各 50 克，酵母 3 克，葵花子 20 克。

做法

❶ 除黄油、葵花子外，将其他材料混合，加适量温水，揉成光滑的面团；黄油用手搓碎，放入面团中，揉均匀；将面团放在温暖处发酵 2 小时。

❷ 将面团分成小面包剂，做成小面包形状，在表面沾上葵花子，再发酵 20 分钟，发酵至体积为最初的 2 倍大。在表面刷上蛋液，码入烤盘，放入预热至 180 度的烤箱中烤 15 分钟。

食谱功效

葵花子的某些成分有调节脑细胞代谢，赶走忧郁情绪，有助于安眠的作用。

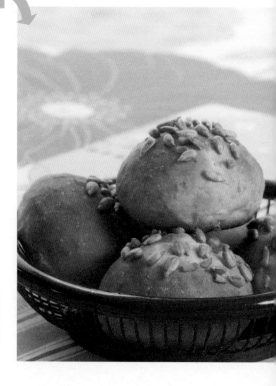

材料

北豆腐 200 克，鲜百合、干黄花菜各 30 克，青椒、番茄各半个，植物油、葱花、水淀粉、盐、味精、高汤各适量。

做法

① 北豆腐用淡盐水浸泡 10 分钟，切成 3 厘米见方的块；百合洗净，掰开；干黄花菜洗净，泡发，切成小段；青椒洗净切菱形块；番茄烫掉皮后切成小块。

② 锅中放植物油烧热，下入葱花煸香；将黄花菜、青椒块、豆腐和百合倒进去，翻炒均匀；再下入番茄块，加入高汤、盐、味精煮 3 分钟，用水淀粉勾芡即成。

食谱功效

黄花菜又名"忘忧草""安神菜"，其性平、味甘，能养血平肝、利尿消肿，常吃能令人心平气和，忘记烦恼；百合能清心除烦、宁心安神；豆腐能清热养阴。三者合用，对心情抑郁、失眠多梦、心情烦躁等有一定的改善作用。

豆腐百合黄花

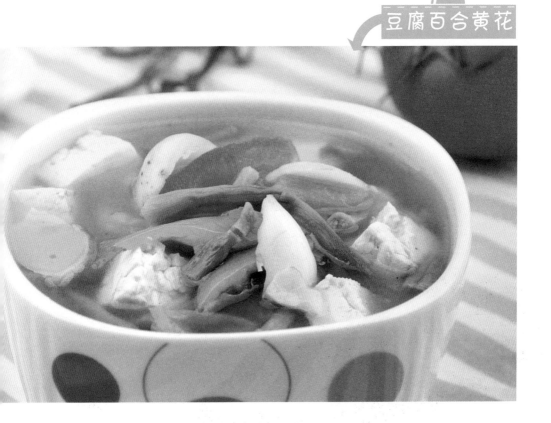

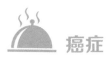 癌症

癌症是人类健康的凶恶杀手，大量医学研究证明，至少有 35% 的癌症与饮食有关。换句话说，正确的饮食是防治癌症的有效手段之一。改变饮食结构可防治结肠癌、直肠癌、胃癌、胰腺癌、肺癌、乳腺癌等癌症。

这些食物能防癌

有研究证明，多吃西蓝花、圆白菜、菜花、菠菜、黄花菜、芦笋、胡萝卜、茄子、大蒜、茭白、荸荠、海带、蘑菇、葡萄、猕猴桃、苹果、草莓、蓝莓，甘薯、土豆、燕麦、荞麦、大麦、小麦、糙米、山药等富含膳食纤维的膳食，有预防结肠癌、直肠癌及乳腺癌的作用。而一些食物如猕猴桃、鲜枣、苦瓜、橘子、橙子、柚子、菜花、苤蓝、大蒜、大葱、茄子、洋葱、大豆、绿茶等，因富含维生素 C 及一些植物化学物，有抗癌功效；番茄、西瓜、杏中富含番茄红素，具有强大的抗胰腺癌效果；菠菜、西瓜、南瓜、胡萝卜、甘薯、韭菜、小白菜、青蒜由于富含胡萝卜素，能有效对抗肺癌；而经常吃一些圆白菜、菜花、芥菜、油菜、萝卜等十字花科蔬菜，对预防乳腺癌是大有裨益的。

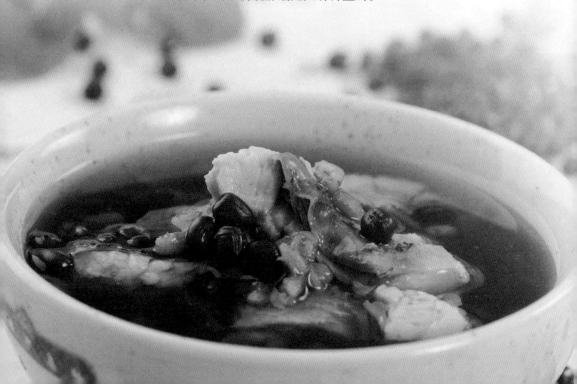

14 条预防癌症的膳食建议（摘编）

1. 合理安排饮食。在每天的饮食中植物性食物（如蔬菜、水果、谷类和豆类）应占 2/3 以上。

2. 控制体重，避免过轻或过重。

3. 坚持体力活动，每天快步走路或类似运动 1 小时，并且每周至少参加活动量较大的运动 1 小时。

4. 多吃蔬菜、水果。每天应吃 400～800 克果蔬，绿叶蔬菜、胡萝卜、土豆和柑橘类水果防癌作用最强。每天要吃 5 种以上果蔬，且常年坚持，才有持续防癌作用。

5. 每天吃 600～800 克各种谷物、豆类、植物类根茎，加工越少的食物越好。少吃精制糖。

6. 不提倡饮酒。即使要饮，男性一天不超过 2 杯，女性一天不超过 1 杯（1 杯酒相当于啤酒 250 毫升，葡萄酒 100 毫升，白酒 25 毫升）。

7. 每天吃红肉（即牛、羊、猪肉）不超过 80 克。最好是吃鱼和家禽来替代红肉。

8. 少吃高脂食物，特别是动物性脂肪。选择恰当的植物油并控制用量。

9. 少吃盐，少吃腌制食物。盐的每日消耗量应少于 6 克（约 1 茶匙）。

10. 不食用在常温下存放时间过长、可能受真菌毒素污染的食物。

11. 用冷藏或其他适宜的方法保存易腐烂的食物。

12. 食品中的添加剂、污染物及残留物的水平低于国家规定的限量即是安全的，但乱用或使用不当可能影响健康。

13. 不吃烧焦的食物，避免把鱼肉烧焦。少吃直接在火上烧烤的鱼和肉或腌肉，熏肉只能偶尔食用。

14. 一般不必食用营养补充剂，营养补充剂对减少癌症的危险可能没什么帮助。

来源：世界癌症研究会和美国癌症研究所组织专家制定。

🥄 防癌抗癌宜吃食材

玉米	防癌降糖、利水消肿
甘薯	富含膳食纤维，能促进肠蠕动，缓解便秘、痔疮，预防大肠癌；含有的脱氢表雄甾酮可以预防结肠癌和乳腺癌，是"抗癌明星"
西蓝花	富含膳食纤维，有预防结肠癌、直肠癌及乳腺癌的作用
油菜	属十字花科蔬菜，对预防乳腺癌大有裨益
大蒜	大蒜能阻断亚硝胺等致癌物质的合成，减少癌症的发生

防癌抗癌 三日 推荐食谱

一日三餐	第一天	第二天	第三天
早餐	甘薯粥 花卷 鸡蛋 小菜	牛奶 全麦面包 鸡蛋 小菜	玉米紫薯粥 玉米饼 鸡蛋 小菜
午餐	大米饭 芹菜炒肉 蒜蓉山药茄子	二米饭 清蒸大虾 紫甘蓝藕片	大米饭 木须肉 炒三丁
晚餐	二米饭 海米油菜苔 拌黄瓜	甘薯饭 洋葱炒鸡蛋 白菜木耳炒肉	二米饭 西蓝花炒香菇 魔芋鸡翅

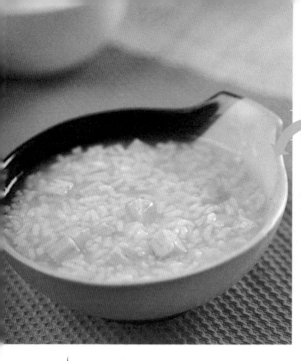

甘薯粥

材料

大米 100 克，甘薯 150 克。

做法

❶ 甘薯去皮，切成小块；大米洗净，备用。

❷ 锅内倒入适量清水，煮沸后放入甘薯块和大米，大火烧开转小火慢慢熬煮，至粥稠即成。

食谱功效

甘薯堪称防癌抗癌的明星食物。它含有较多的纤维素，能清理肠道垃圾，缩短毒素在肠道内的滞留时间，减少因便秘而引起的人体自身中毒，降低肠道致癌物质浓度，从而预防痔疮和大肠癌。甘薯中含有脱氢表雄甾酮，这种成分有防癌作用，能有效预防结肠癌和乳腺癌的发生。甘薯粥简单易做又好吃，经常喝一碗，对防癌、延年益寿大有裨益。

玉米紫薯粥

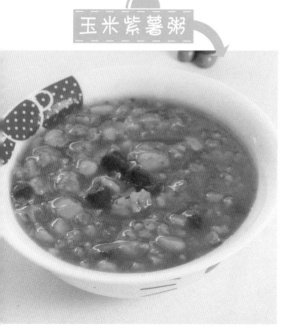

材料

鲜玉米粒、紫薯、糯米各 50 克。

做法

❶ 糯米淘洗干净；紫薯去皮，切小丁；鲜玉米粒洗净。

❷ 锅中放适量水烧开，放入糯米，烧开后转小火煮至米熟，下入紫薯丁和鲜玉米粒，煮熟即成。

食谱功效

玉米富含维生素 B_2，可以预防及辅助治疗孕妈妈的口角炎、舌炎、口腔溃疡等。紫薯除了含有普通甘薯的营养成分外，还富含硒、铁和花青素，有防癌抗癌作用。

蒜蓉山药茄子

材料

鲜山药 50 克，长茄子 2 条，大蒜瓣 30 克，姜末、香油、酱油、盐各适量。

做法

① 大蒜瓣加少许盐，捣烂成蒜蓉；山药去皮，洗净后切丁，入沸水中氽烫熟；茄子洗净，对剖开，上锅蒸熟。

② 茄子放凉后码在盘子中，撒上熟山药丁；将蒜蓉、姜末、香油、酱油、盐放入小碗中调成味汁，再浇到菜上即成。

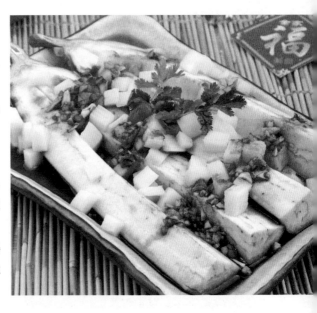

食谱功效

大蒜含有辣素，能消毒杀菌；大蒜还能护肝，提高肝脏解毒能力，阻断亚硝胺等致癌物质的合成，进而减少癌症的发生。茄子含有龙葵碱，能抑制消化系统肿瘤的增殖，对胃癌有一定预防作用。山药也有一定的抗癌作用。这道菜搭配合理、口味清爽，常吃既可饱口福，还能防癌抗癌，可谓一举两得。

西蓝花炒香菇

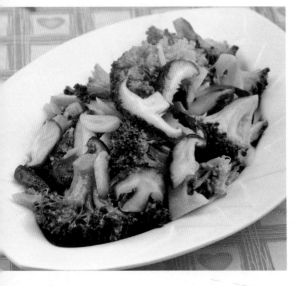

材料

西蓝花 300 克，香菇 5~6 个，大蒜 2 瓣，植物油、盐各适量。

做法

① 香菇洗净切片，备用；蒜切成片，西蓝花掰成小块，放入烧开的水中氽烫过后，捞出备用。

② 大火烧锅，倒植物油烧至五成热，放入蒜片炒香，约 1 分钟；再倒入香菇继续翻炒至变色，最后倒入西蓝花翻炒均匀，用盐调味即可。

食谱功效

西蓝花富含膳食纤维，有预防结肠癌、直肠癌及乳腺癌的作用；香菇含有香菇多糖，能增强细胞免疫能力，抑制癌细胞的生长。将二者搭配不仅口感好，更能降防癌抗癌的功效发挥极致。